医学影像科急性传染性肺炎工作手册

刘士远　主审

汪建华　李强　徐丽莹　左长京　主编

科学出版社

北京

内 容 简 介

本书重点介绍了医学影像学科在急性传染性肺炎疫情防控中的价值、防控要点、影像学检查流程与处理策略、新型冠状病毒肺炎影像学表现与鉴别诊断等方面的内容,并对近二十年来发生的严重急性呼吸综合征(SARS)、中东呼吸综合征(MERS)和甲型H1N1流感等急性传染性肺炎的影像学表现和鉴别诊断做了简要介绍。与同类专著不同的是,本书及时吸收了人工智能(AI)技术、方舱CT等创新性产品在新型冠状病毒肺炎诊治中的应用经验,展示了科技进步在中国抗击新型冠状病毒肺炎疫情中的重要价值。值得一提的是,编写专家在参考国内外最新文献的基础上,总结了新型冠状病毒肺炎CT影像报告模板与影像学诊断报告分类系统,对本病早期识别、精准诊断和疗效评价具有重要参考价值,为院内防控响应和临床精准诊疗奠定了基础。因此,本书具有较高的临床应用价值和实践指导意义。

本书可作为医学影像学科(包括放射科、超声科和核医学科)、呼吸与危重症科,以及感染科医务人员的工作手册,也可供医院感染控制管理人员参考使用。

图书在版编目(CIP)数据

医学影像科急性传染性肺炎工作手册/汪建华等主编.—北京:科学出版社,2020.9
ISBN 978-7-03-066218-7

Ⅰ.①医… Ⅱ.①汪… Ⅲ.①肺炎-影像诊断-手册 Ⅳ.①R816.41-62

中国版本图书馆CIP数据核字(2020)第179796号

责任编辑:闵 捷/责任校对:谭宏宇
责任印制:黄晓鸣/封面设计:殷 靓

科学出版社 出版
北京东黄城根北街16号
邮政编码:100717
http://www.sciencep.com
南京展望文化发展有限公司排版
上海锦佳印刷有限公司印刷
科学出版社发行 各地新华书店经销

*

2020年9月第 一 版 开本:B5(720×1000)
2020年9月第一次印刷 印张:9 1/4
字数:180 000
定价:80.00元
(如有印装质量问题,我社负责调换)

《医学影像科急性传染性肺炎工作手册》
编委会

唐微微　宁波大学医学院附属医院

汪建华　宁波大学医学院附属医院

王贝然　宁波大学医学院附属医院

王珊珊　宁波大学医学院附属医院

王瑶法　明峰医疗系统股份有限公司

王玉涛　宁波大学医学院附属医院

伍满香　宁波大学附属人民医院（宁波市鄞州人民医院）

谢　东　宁波大学附属人民医院（宁波市鄞州人民医院）

徐　榴　宁波大学医学院附属医院

徐开蔚　宁波大学医学院附属医院

徐丽莹　武汉大学中南医院

许金山　宁波大学附属人民医院（宁波市鄞州人民医院）

俞明明　宁波大学附属人民医院（宁波市鄞州人民医院）

袁建华　明峰医疗系统股份有限公司

赵克开　宁波大学医学院附属医院

周玉容　武汉大学中南医院

左长京　海军军医大学第一附属医院

序

截至2020年8月10日，全球累计确诊新型冠状病毒肺炎（以下简称"新冠肺炎"）感染病例1 977多万例，死亡病例72.9多万例。面对这场严重威胁人类生命与健康的重大传染性肺炎疫情，在党中央和习近平总书记的坚强领导下，全国上下一盘棋，与凶猛疫情作顽强斗争，取得了疫情防控的重大胜利。"沧海横流，方显英雄本色。"在这场严峻斗争中，广大医务工作者义无反顾、日夜奋战，展现了救死扶伤、医者仁心的崇高精神。人民军队闻令而动、敢打硬仗，展现了人民子弟兵忠于党、忠于人民的政治品格。海内外中华儿女众志成城、守望相助，湖北武汉人民识大体顾大局、自觉配合疫情防控工作，展现了坚忍不拔的顽强斗志。经过艰苦卓绝的奋斗，疫情防控总体平稳，但"外防输入，内防反弹"压力仍然很大。与此同时，在世界范围内，一些国家疫情仍在肆虐，感染人数和死亡人数不断攀升，形势依然严峻。

与2003年严重急性呼吸综合征（SARS）疫情相似，此次新冠肺炎疫情暴发期间，医学影像科迅速成为防控一线和临床诊治的核心科室，疑似和确诊病例都需要影像筛查和评估。广大医学影像工作者也表现出高度的职业责任感和使命感，冒着被感染的风险深入一线为患者做检查，每一次逆行都面临着极大的考验，最终用顽强的毅力和高超的技术出色地完成了任务，无愧于新时代"最美影像人"的称号！

医学影像学检查在急性传染性肺炎的临床诊治中，不仅有利于疾病的早期筛查和治疗，对患者隔离及有效的公共卫生响应更是起到关键作用，是疫情防控和临床疗效评估的重要环节。医学影像工作者是防治一线专家团队中不可或缺的重要成员，他们在完成繁重的临床诊疗工作的同时，孜孜不倦地改进和总结防控经验，制定了一系列影像检查方案和技术规范，总结了新冠肺炎患者的影像学表现，为临床决策提供了诊断依据和疗效评价方法，为国家制定正确的疫情防控指南提供了依据。

此次新冠肺炎疫情尚未结束，未来人类或许将面对更多未知病毒的攻击。因此，包括医学影像工作者在内的广大医务人员和医院感染管理人员仍需时刻保持警惕，不断增强传染性疾病的防控意识，努力学习相关专业知识，更科学地应对急性传染性疾病疫情。《医学影像科急性传染性肺炎工作手册》的编写和出版，正是响应这一需求，为国内外医学影像、呼吸与危重症科医护人员和院感管理人员提供了操作性强、参考价值高的疫情防控资料。

　　本书编委主要来自宁波大学、武汉大学和海军军医大学等高校附属医院。在新冠肺炎疫情防控过程中，军地专家并肩作战，抗疫取得显著成效。在本书编写过程中，军地专家再一次团结协作，密切跟踪国内外新冠肺炎最新研究成果，参考了以往历次重大传染性肺炎的流行病学、感染控制、诊断和治疗等方面的文献，希望帮助读者加深对急性传染性肺炎防控和影像学表现的认识。值得称道的是，本书编委在新冠肺炎疫情期间，一直奋战在疫情防控的一线，常常是一边紧张工作，一边奋笔疾书。尤其是来自疫区中心——武汉的专家们，以及援鄂医疗队的专家们，刚刚从疫情防控主战场胜利归来，还没来得及修整，就投入到紧张的编写工作中。他们把亲身经历的第一手经验进行及时归纳总结，与大家分享。因此，本书的出版，充分体现了临床救治和科学防控"两手都要硬，两战都要赢"的精神，是自觉响应习近平"把科技论文写在祖国大地上"伟大号召的生动实践。

　　我相信，本书的专业性和实用性必将为医学影像科有效应对重大传染性肺炎疫情提供有益的指导。包括本书编委在内的广大医务工作者忘我的工作精神，也必将为赢得疫情防控阻击战的最终胜利提供有力的保障！

　　是为序！

张敏鸣

2020 年 8 月 11 日

前言

　　医学影像科，包括放射科、超声科和核医学科，在历次急性传染性肺炎疫情防控和患者救治过程中均发挥了举足轻重的作用。急性传染性肺炎疫情期和非疫情期，医学影像科的工作区域划分、通道设置、检查流程完全不同。在疫情初期，面对陌生的病毒，及时采取科学有效的防控措施，对于保护患者和医务工作者的健康都具有极其重要的价值。此次新冠肺炎疫情暴发以来，许多一线医务人员因救治患者被感染，甚至献出了宝贵的生命。因此，非常有必要对医学影像科医务人员及相关临床科室、医院感染管理人员进行相关知识和技能的培训。为此，我们组织了一批直接参与抗疫工作的医学影像科、呼吸与危重症科医务人员和医院感染控制管理专家，共同编写了《医学影像科急性传染性肺炎工作手册》。

　　本书一共分为五章，主要包括医学影像科急性传染性肺炎的防控和影像学诊断两方面的内容。在防控部分，重点介绍了医学影像科作为传染性肺炎疫情防控的一线科室，在疫情的不同时期和不同的医疗单位，如何合理划分感染控制区域，规范不同类别患者的检查流程，对不同类别患者进行有效个人防护等方面的内容。在影像学诊断部分，详细介绍了新冠肺炎，以及其他急性传染性肺炎，包括严重急性呼吸综合征（SARS）、中东呼吸综合征（MERS）、甲型H1N1流感等的影像学表现和鉴别诊断要点，可帮助医学影像科医师和相关临床学科医师快速掌握这些急性传染性肺炎的影像学特征，及时做出准确诊断，为科学防控和精准治疗奠定基础。

　　当前，世界范围内新冠肺炎疫情仍在肆虐，为尽快把我们的抗疫经验与国内外同行分享，助力疫情防控，全体编者以高度的责任感和使命感，夜以继日地工作，在较短的时间内完成本书撰写工作。由于疫情防控的紧迫性，编者对一些细节的推敲尚待提高。而且，随着疫情的进展和研究深入，许多观点和认识仍需要与时俱进，不断完善。因此，本书对新冠肺炎的经验总结也只是阶段性的，如存在疏漏和谬误之处，敬请广大读者朋友们批评指正！

编　者

2020 年 8 月 11 日

目录

第一章
医学影像科在急性传染性肺炎防控中的价值

2019年12月以来，湖北省武汉市暴发了急性传染性肺炎疫情——新型冠状病毒肺炎（novel coronavirus pneumonia，NCP，以下简称"新冠肺炎"），并迅速向全国蔓延。2020年2月11日，世界卫生组织（World Health Organization，WHO）正式将此型冠状病毒所致的肺炎命名为"2019冠状病毒病（corona virus disease 2019，COVID-19）"。为应对这场突如其来的急性疫情，中国政府采取了强有力的措施，坚决打赢疫情防控阻击战、总体战，取得阶段性胜利。目前，中国本土新冠肺炎疫情得到有效控制，趋于缓解。但从世界范围来看，疫情总体上还处于上升期，防控形势依然严峻，不可有丝毫松懈。

在漫长的历史岁月中，人类的生命和健康一直受到传染病的威胁。近二十年来，除了新冠肺炎疫情外，人类已经面临了数次急性传染性肺炎疫情，如严重急性呼吸综合征（severe acute respiratory syndrome，SARS）、中东呼吸综合征（Middle East respiratory syndrome，MERS）、甲型H1N1流感和人感染H7N9禽流感等。面对疫情的威胁，广大医务工作者发扬救死扶伤的人道主义精神，毅然逆行，奋战在疫情斗争的一线，成为疫情防控阻击战的中坚力量，他们挽救了无数生命。在没有硝烟的抗疫战争中，无数医学影像人为疫情防控做出了卓越贡献。

一、医学影像科医务人员的价值

在新发急性传染性肺炎疫情初期，医学界对病毒的特征、传染性、临床表现、影像学表现，以及临床转归尚无充分的认识，临床诊疗方案需要在实践中不断摸索和完善。以此次新冠肺炎为例，疫情最初阶段，很多一线临床医师选择胸部X线片（胸片）作为筛查和诊断手段，但很快就发现胸片对新冠肺炎早期诊断价值非常有限。随着疫情迅速进展，感染人数剧增，核酸检测无法满足防控需要，医学影像科迅速成为这场疫情防控中的一线和核心科室。无数医学影像科医务人员毅然投入到防控阻击战中，尤其是放射技师和超声医师在检查过程中，需要直接接触患者，存在较高的被感染风险。因患者病情评估需要，有的医护人员还要深入到隔离病房内进行影像学检查。每次检查前，他们都需要花费很长时间做充分的防护准备。他们每一次逆行，都面临着极大的考验。

在临床工作中，医学影像科的医务人员通过对新冠肺炎患者的影像学表现进行总结，为国家制定正确的疫情防控指南提供了科学依据。比如，在新冠肺炎患者诊治过程中，武汉抗疫一线医学影像科专家敏锐地发现，部分患者肺部影像学表现早于临床症状和核酸检测，甚至存在CT检查结果阳性、多次核酸检测阴性，而最终被确诊为新冠肺炎的病例。因此，在疫情最严重的阶段，根据一线影像和临床专家的建议，中华人民共和国国家卫生健康委员会（以下简称"国家卫生健康委"）发布的《新型冠状病毒肺炎诊疗方案（试行第五版 修正版）》中，将影像学检查结果作为当时湖北省临床诊断标准，在新冠肺炎早期防控工作中起到了积极的作用。

从历次抗击急性传染性肺炎疫情来看，医学影像学检查和精准诊断不仅有利于疾病的筛查、早期诊断和治疗，还在患者隔离及有效公共卫生响应中起到了关键作用，甚至被誉为疫情的"吹哨人"，在疫情防控和临床疗效评估中具有不可替代的作用。

二、医学影像学检查的价值

急性传染性肺炎大多以飞沫传播为主，传染性强，早期主要引起肺部炎性病变，重症阶段可引起全身多脏器损害。早发现、早隔离、早诊断、早治疗是目前疫情防控的最有效手段。临床诊断依据包括流行病学接触史、发热等临床表现、血常规等实验室检查、影像学检查，以及核酸检测等，其中核酸检测是确诊金标准。然而，在疫情暴发早期，受标本采集技术、试剂盒质量、疾病演变规律多样性等多种因素的影响，核酸检测假阴性率较高，导致核酸检测不能完全满足急性疫情疑似患者的确诊需要。如仅仅根据核酸检测结果来决定患者隔离与救治措施，很可能漏掉假阴性患者，延误宝贵的防控时机。

新冠肺炎患者肺部早期表现为单个或多发的磨玻璃结节，边界不清，随后可发展为大片状感染，继而出现肺间质增厚和铺路石征，轻中度感染者肺内也表现为片状稍高密度的渗出影，伴有小叶间隔增厚。胸部CT密度分辨率高，尤其是高分辨率CT（high resolution CT，HRCT），可以显示肺基本单位的细微变化，可以发现包括早期轻微渗出性病变的几乎所有异常，具有方便、准确、快捷的特点，对病变大小、范围、密度等显示精准，可以有效鉴别肺部非病毒性感染病灶，在早期筛查、诊断和分诊中起到关键作用。

CT检查具有便捷、敏感、快速等优势，对病变大小、累及范围和密度等显示精准，在急性传染性肺炎疫情早期筛查、诊断和分诊，以及疗效评价和随访中起到关键作用。在此次新冠肺炎疫情防控中,从宁波大学各附属医院、武汉大学中南医院及国内外报道的大量临床病例来看,绝大多数确诊患者在疾病发展过程中存在不同程度的肺部异常影像改变,CT扫描可以发现包括早期轻微渗出性病变的几乎所有异常,多次复查可准确反映病变演变及转归,使用定量和重建技术可以进一步评估病变特征和严重程度。因此,在新冠肺炎疫情最严重的阶段,《新型冠状病毒肺炎诊疗方案(试行第五版 修正版)》中,将影像学检查结果作为当时湖北省临床诊断标准。而在《新型冠状病毒肺炎诊疗方案(试行第七版)》中,CT检查结果在疑似病例诊断、临床分型、解除隔离、出院标准中均被列为重要的判断依据。此后,世界其他国家疫情暴发的地区,疑似人群聚集而医疗资源有限的现状下,将核酸检测阴性但CT阳性(影像学检查高度提示病毒性肺炎)也列为医学隔离收治标准,可有效发现并隔离传染源,对及时救治、减少重症患者、降低死亡率有积极的作用。

急性传染性肺炎的影像学表现目前尚缺乏特异性,仅凭影像学特征不能单独做出确定诊断,但结合流行病学史、临床表现和影像学检查可以明显提高诊断准确率,为疫情防控决策提供重要依据。尤其对疑似患者,CT图像上出现磨玻璃样影(ground-glass opacity,GGO)为主的炎症,是确诊的重要依据之一。在急性传染性肺炎诊疗中,不同的影像检查方法的价值各不相同。下面以新冠肺炎诊断为例,简要介绍一下常用影像检查手段的价值与局限性。

1. X线检查

胸部X线片(简称“胸片”)是常规肺部影像检查重要的检查手段之一,各医疗机构的普及程度高,在《新型冠状病毒肺炎的放射学诊断:中华医学会放射学分会专家推荐意见(第一版)》中指出,病变早期,胸片无明显表现或表现为支气管炎及局限性斑片影,严重时才表现为双肺弥漫性多发GGO和(或)实变影。又因胸部X线密度分辨率低、前后重叠图像等因素容易造成早期漏诊率较高,不建议用于疑似患者和重症患者的首选检查。此外,由于防控需要,新冠感染者需要使用移动床边X线机进行病房内拍摄,图像质量的可重复性不高,增加了治疗前后对照评估的困难。因此,胸片对大部分新冠感染者诊断价值有限。但其成像便捷,辐射剂量低,可用于危重患者的复查。

2. CT检查

胸部CT检查密度分辨率和空间分辨率均高,较之胸片,可以发现肺部微小病变及位于胸膜下或隐匿部位的病灶,有利于早期肺部炎症的检出,并能及时准确显示病变的演变,已被列为新冠肺炎首选的筛查及诊断的主要手段。根据CT图像,可将病灶表现分为早期、进展期、晚期/高峰期和吸收期,也可根据CT病变范围结合临床表现进行临床分型:轻型、普通型、重型、危重型,为临床决策提供重要依据。新冠肺炎筛查常规只需进行CT平扫,不需要增强检查。CT扫描采用高分辨率薄层扫描,层厚1~2 mm为佳。危重者如使用呼吸机患者慎用CT检查。

3. MR检查

目前MRI在肺部成像方面的价值尚不确定，MRI图像上，整个肺实质的影像基本呈无信号黑色，且由于重症患者病情较重以及MR检查时对患者配合要求较高等原因，因此MR检查不适用于新冠肺炎的诊断。新冠肺炎尸检报告显示新冠肺炎与SARS导致的机体病理变化大致相同，主要病变发生在肺、免疫系统（脾脏、淋巴结）及各器官的血管。因此，在患者病情需要的情况下，MR检查可以作为其他实质性脏器有无受累或患者治疗疗效的评价。

4. 超声检查

中国重症超声研究组、中华医学会重症医学分会结合新冠肺炎肺部超声影像特点制定了《基于重症超声的重症新型冠状病毒肺炎救治建议》（第一版），提出肺部超声检查作为能进入隔离区进行床旁检查的可视化设备之一，具有动态、实时、无创、可重复的检查优势，可作为补充手段进行初筛。特别强调，病变处于深部和/或未累及胸膜时，肺部超声检查存在明显局限性，尤其是早期或轻症患者，肺部CT检查仍然是不可替代的重要诊断手段。另外，超声检查还能够评估基于心肺以外的全身多器官，掌握患者基础疾病情况。而且，目前超声机器人可以利用信息优势，远距离无延迟地完成对隔离病房患者检查。相信随着技术不断成熟，肺部超声检查在传染性肺炎患者诊疗中，将发挥越来越重要的作用。

5. 核医学检查

核医学检查不是新冠肺炎的常规诊断手段，在疫情期间，部分地区核医学影像检查工作暂停，核医学影像检查机房具有"双通道"的优势，如SPECT/CT、PET/CT等设备中CT部分设备可以单独应用于潜在风险组、疑似组及确诊组患者的诊疗工作，进一步减少这些患者和普通患者接触。

急性传染性肺炎的诊断是由临床医师结合患者的病史、临床表现、实验室检查和影像学检查做出的综合判断。当前，新冠肺炎临床诊治取得重要进展，积累了大量的经验，影像学检查的作用也越来越清晰，其价值已被广泛认可。在新冠肺炎的疫情防控筛查、疗效评估及随访过程中，精准和规范的影像学检查，尤其是胸部CT检查发挥了极其重要的作用，是新冠肺炎首选的筛查及诊断的影像学方法。但由于影像学诊断存在"同病异影，异病同影"现象，就以病毒性肺炎而论，其致病原可以是流感病毒、腺病毒、呼吸道合胞病毒、冠状病毒等，而混合感染更增加了仅从CT征象推论致病源的难度。此外，肺间质病、肺水肿等非感染性疾病也可出现类似征象。所以，核酸检测仍是确诊金标准，为降低核酸检测的假阴性率，应该提高核酸检测试剂的灵敏度、加强质量控制和标本采集的规范。

（何秀超、徐丽莹、汪建华）

本章参考文献

潘自来,宋琦,姚侃敏,等.新型冠状病毒肺炎防控期间上海市放射诊断质量控制工作的指导意见[J].诊断学理论与实践,2020,19(01):11-15.

萧毅,郭佑民,刘士远.医学影像在新型冠状病毒肺炎诊治中的作用及思考[J].中华放射学杂志,2020,54(04):266-268.

中华人民共和国国家卫生健康委员会.新型冠状病毒肺炎诊疗方案(试行第七版)[EB/OL].http://www.nhc.gov.cn/yzygj/s7653p/202003/46c9294a7dfe4cef80dc7f5912eb1989/files/ce3e6945832a438eaae415350a8ce964[2020-03-03].

中华医学会放射学分会.新型冠状病毒肺炎的放射学诊断:中华医学会放射学分会专家推荐意见(第一版)[J].中华放射学杂志,2020,54(04):279-285.

Xu Z, Shi L, Wang Y, et al. Pathological findings of COVID-19 associated with acute respiratory distress syndrome[J]. The Lancet Respiratory Medicine, 2020, 8(04): 420-422.

第二章
医学影像科急性传染性肺炎
疫情防控要点

CT检查是急性传染性肺炎最佳的影像检查方法,在早期筛查、疗效评估和治疗后随访中都具有重要的价值。因此,在疫情期间,各大医院的影像学检查需求量大大增加,医学影像科也成为医院院感防控的主要关注点。本章重点介绍医学影像科亚学科——放射科,尤其是检查通道防控、医务人员和患者防护,以及机房内部设置等。对医学影像科的其他亚学科——超声科、介入诊疗科和核医学科的防控做简要介绍。

第一节 放射科防控要点

一、放射科检查通道防控要点

1. 入门区体温检测

工作人员持手持式体温测量仪,有条件医院可在放射科入门(口)区配备"红外热成像智能体温检测系统"自动检测人员体温,对所有进入科室内的门诊患者及家属进行体温测量,体温正常者方可进入,体温增高(≥37.3℃)者送至发热门诊进行筛查,并根据病史、流行病学史及相关检测结果进行分类及进一步治疗。对疑似或确诊新冠肺炎患者,需经专用通道到指定机房检查。

2. 检查通道分区

(1)急性传染性肺炎疫情高发地区或定点收治医院,应根据《医院隔离技术规范》将放射学检查严格分区进行。主要包括"三区两通道",即污染区、半污染区、清洁区;患者通道、工作人员通道。有条件的医院可以在半污染区和清洁区之间设立缓冲区(图2-1-1)。设计机房布局时可兼顾疫情和非疫情时用途的快速转换,便于提高设备的利用效率。

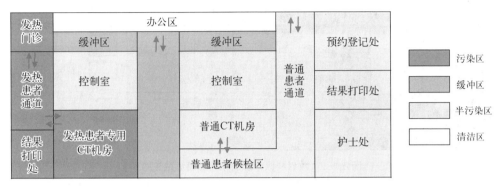

图 2-1-1　新冠肺炎检查放射科区域划分图

• 资料来源：中华医学会影像技术分会．新型冠状病毒肺炎影像学检查院内感染防控管理：中华医学会影像技术分会推荐意见（第一版）[J]．中华放射学杂志，2020，（04）：286-291．

“三区两通道”及缓冲区的具体解释如下：

1）污染区：进行急性传染性肺炎诊治的病区中传染病患者和疑似传染病患者接受诊疗的区域，包括被其血液、体液、分泌物、排泄物污染物品暂存和处理的场所。包括病室、处置室、污物间，以及患者入院、出院处理室等。

2）半污染区：进行急性传染性肺炎诊治的病区中位于清洁区与污染区之间，有可能被患者血液、体液和病原微生物等物质污染的区域。包括治疗室、护士站、患者用后的物品、医疗器械等的处理室、内走廊等。

3）清洁区：进行急性传染性肺炎诊治的病区中不易受到患者血液、体液和病原微生物等物质污染及传染病不应进入的区域。包括报告室、读片室、值班室、卫生间、男女更衣室、浴室，以及储物间、配餐间等。

4）两通道：进行急性传染性肺炎诊治的病区中的医务人员通道和患者通道。医务人员通道，出入口设在清洁区一端；患者通道，出入口设在污染区一端。

5）缓冲区：进行急性传染性肺炎诊治的病区中清洁区与半污染区之间、潜在污染区与污染区之间设立的两侧均有门的小室，为医务人员的准备间。

（2）非急性传染性肺炎疫情（如新冠肺炎）高发地区或非定点收治医院，但有条件者，也推荐分区进行放射学检查。

（3）无条件明确分区的医疗机构，接诊疑似或确诊新冠肺炎患者后即可对检查区域进行彻底消毒，并对受检者进行追踪、上报。

3. 检查通道路线图

检查通道路线设计原则：防止急性传染性肺炎患者、普通患者、工作人员之间路线交叉造成交叉感染。不同组患者和工作人员在放射科行动路线均应为单有隔离通道，返回路线按图中所示路线原路返回即可。

以新冠肺炎疫情为例，设计放射科医学影像学检查通道路线见图2-1-2。

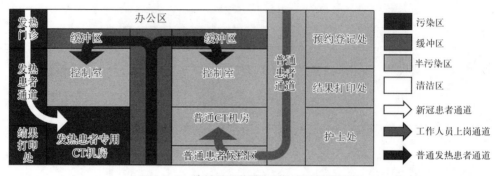

图 2-1-2　放射科医学影像学检查通道路线图

• 资料来源：中华医学会影像技术分会．新型冠状病毒肺炎影像学检查院内感染防控管理：中华医学会影像技术分会推荐意见（第一版）[J]．中华放射学杂志，2020，（04）：286-291.

4. CT机房的合理选择

为了防止交叉感染，医院应设立独立的专用CT机房、检查通道。根据放射科机房的分布位置，选择与发热门诊就近、人流少、位置相对独立的CT机房，只针对疑似急性传染性肺炎（如新冠肺炎）或确诊患者检查。

医院不能指定专用机房时，放射科应指定一个机房进行检查，"分时段"为不同组患者进行影像学检查，检查顺序为普通患者组、发热组，疑似/确诊组，检查后即可进行机房消毒。根据医院科室区域分布，规划发热门诊、隔离留观病房、隔离病房到专用CT机房的专门路线，以室外路线为主，避开人流量多的区域。

二、放射科机房内部防控要点

1. 机房的通风设置

机房和操作间均采用独立空调，关闭中央空调系统，避免病毒通过中央空调传播；此外，检查机房需安装排风设备以保证良好的通风性，每天通风2～3次，每次不少于30 min。

2. 机房与操作室通道的封闭

为明确分区"三区两通道"，使检查工作有序进行，在疫情期间，部分非必要通道临时关闭，仅保留几条主通道。

3. 机房消毒器材的配备

机房应配备空气消毒机和紫外线灯。空气消毒机在机房无人情况下，进行空气消毒，每天2～3次，每次不少于1 h。亦可使用可移动式空气消毒机，对机房逐个进行空气消毒。紫外线灯的辐射强度应不低于70 μW/cm²，安装数量为平均每立方米不少于1.5 W，需合理配置覆盖整个机房。

4. 机房内一次性中单的使用

为了减少病毒的接触传播，检查床铺一次性中单，保证"一人一单"，避免检查设备与患者接触。

5. 机房内其他物品的使用

（1）消毒用品：75%乙醇喷壶与纱布（1套），设备按键覆盖薄膜（1套）；1∶50施康喷壶和拖把（1套）。

（2）其他：污染区半污染区医用垃圾桶、免洗手消毒液、护目镜清洗区。

三、放射科医务人员防护要点

（一）医学影像学检查中的感染防控等级

1. 一般防护

一般防护适用于放射诊断室、后处理室、信息管理室等远离患者场所的工作人员。戴一次性工作帽、一次性医用外科口罩，穿工作服，注意手卫生。

2. 一级防护

一级防护适用于非发热患者的预检分诊、登记处、取片处、普通放射学检查室等区域的工作人员。戴一次性工作帽、一次性医用外科口罩（接触有流行病学史患者时N95型或以上等级医用防护口罩），穿工作服（接触有流行病学史患者时加穿隔离衣），必要时戴一次性乳胶手套。严格执行手卫生。

3. 二级防护

二级防护适用于在发热门诊/感染门诊/呼吸门诊、隔离病房、专用放射学检查室等场所中对疑似和确诊急性传染性肺炎（如新冠肺炎）患者进行放射学检查的近距离操作人员。戴一次性工作帽、N95型或以上等级医用防护口罩、护目镜/防护面屏、一次性乳胶手套，穿医用防护服（在隔离病房时加穿隔离衣）、一次性鞋套/靴套。严格执行手卫生。

4. 三级防护

三级防护适用于相对封闭环境中长时间暴露于高浓度气溶胶情况下，为疑似或确诊重症患者进行放射学检查的近距离操作人员。在二级防护基础上，加戴防护面屏/护目镜或全面型呼吸防护器或正压式头套。严格执行手卫生。

感染防控等级的确定，应以所接触患者的类型，以及与患者接触的暴露风险程度为依据，而不应仅限定于以上提及的具体场所。

（二）放射科医务人员分级防护

1. 放射科预约人员防护

（1）普通患者分诊人员：二级防护。指定专人在放射科分诊台查阅患者检查申请单，询问有无流行病学史并做好登记。测量体温，如发现需筛查患者，引导其至发热门诊排查，避免交叉感染。

（2）登记人员：一级防护。普通患者预约、登记、报告及胶片咨询事宜。

（3）协调人员：一级防护。实时了解候检区患者数量，动态调整分配，防止检查区域内患者积压。

2. 技师防护

（1）疑似或确诊急性传染性肺炎患者专用CT机房技师：三级防护。技师应佩戴医用防护口罩、乳胶检查手套、帽子、一次性隔离衣，严格落实手卫生要求，禁止穿着隔离衣离开工作区域。对于重症患者，技师必须做好二级防护后进入机房搬动患者完成摆位。检查结束后，对患者、技师接触的物品进行消毒，如门把手、操作台等。使用过的一次性物品、消毒用品按规范进行处置。

（2）隔离留观病房、隔离病房和隔离重症病房技师：三级防护。病房的影像学检查主要是胸部床边X线摄影，以胸部仰卧前后位为主。技师应佩戴医用防护口罩、乳胶检查手套、帽子、护目镜、防护服，严格落实手卫生要求，禁止穿着护目镜、防护服离开工作区域。

（3）普通患者检查机房技师：一级防护及二级防护。鉴于当前出现多例无发热或呼吸道症状而肺部CT检查呈新冠肺炎典型放射征象，并最终确诊为新冠肺炎的患者，宜将非发热患者胸部CT检查集中于某一机房或某一时段（针对无条件设置专用检查机房的医院）进行检查，行二级防护。一旦发现可疑患者立即向诊断值班医生和发热门诊报告，并做好相关防护和消毒工作。普通检查机房，一级防护，不做特殊要求。需根据当地疫情情况及患者数量的变化对感染防控等级进行调整。

3. 诊断医师防护

诊断医师采用一级防护，使用一次性医用外科口罩，当口罩污染或潮湿时应随时更换，严格落实手卫生要求。

四、CT检查分类防护要点

患者佩戴N95型或以上等级医用防护口罩，在医务人员或技师陪同下进入CT机房。医务人员或技师严格执行二级防护，若遇到如吸痰、呼吸道采样、气管插管和气管切开等有可能发生患者呼吸道分泌物、体内物质的喷射或飞溅的工作时，必须三级防护。

1. 隔离病区内设有专用CT设备的防控要点

（1）指导患者躺在检查床上，并操作机架完成定位工作。

（2）技师操作机器完成检查工作，检查完成后执行快速手消毒。

（3）打开屏蔽门，由陪同医务人员将患者送回病房，检查完成，技师通知保洁人员消毒机房。

2. 隔离病区内未设专用CT设备的防控要点

（1）设定指定CT、指定人员、指定时间对确诊患者进行检查。

（2）与院感、医务、影像、病房多点协调下，设立确诊患者"运送—检查—返回病区"检查闭环流程及路径。

（3）疏散路径上一切不必要的人员。

（4）陪同医务人员（或护工）协助患者躺在检查床上，技师操作机架完成定位工作。

（5）患者扫描完成后，打开屏蔽门，将患者从检查床放下、由陪同医务人员（或护工）送回病房，检查完成，技师通知保洁人员消毒机房。

3. 非发热患者CT检查防控要点

（1）认真核对CT检查会诊单，了解病情，明确检查目的和要求；患者检查应全程佩戴医用外科口罩或N95型或以上等级医用防护口罩（包括患者和陪护人员），进机房前使用手部消毒液消毒双手或戴一次性手套；去除颈部、胸部饰物和其他高密度物品（如带有拉链、扣子、金属饰物等的衣物）。

（2）接诊时，交代检查注意事项时尽量采用对讲方式，客观情况要求技师必须与患者接触时也要尽量保持相隔1 m以上的距离；对于能够配合的患者，技师在保证患者安全前提下，可在操作室声控引导患者摆位，亦可请陪同人员协助患者上检查床；需要技师亲自摆位时，头尽量远离患者呼吸道，接触患者前后及时行速干手消毒洗手；就检患者进入检查区域和整个检查过程中必须佩戴口罩，否则可通知其主管医生协助佩戴口罩后进行检查。

五、特殊患者放射科检查防控注意事项

1. 孕妇

孕妇在CT检查时尽量采取低剂量检查方案。为保证图像质量，在扫描前对患者进行呼吸训练，嘱患者按呼吸指令配合检查。通常采用深吸气后屏气（吸气末屏气），危重患者优先保障屏气，不能屏气者应嘱其平静呼吸，避免咳嗽。中下腹部进行360度的铅裙防护。

2. 儿童

严格按照辐射防护规定，遮挡患儿的其他身体部位，尤其是性腺等射线敏感部位；婴幼儿的检查积极做好陪护人员的防护。

在有条件的放射科，可以单独设立儿童患者专用放射检查机房。若无条件，可先进行常规患者的扫描，而后安排患儿的扫描，并在扫描结束后进行严格的设备和空气消毒，检查时根据患儿自身配合情况决定是否镇静，患儿需佩戴N95型或以上等级医用防护口罩，建立专用通道并由医务人员送至专属机房进行检查。安保人员需清空运送路上的其他患儿及一切无关人员。

检查后陪护医务人员将患儿沿原路线送至隔离病区。对于重症患儿需床旁摄片的，指定负责技师按照要求做好自身防护，并做好平板探测器或者IP板的防护，床旁拍摄完成后按要求进行严格消毒处理。务必做到专机专用，床旁摄片设备

不得离开隔离病区等重点区域。

儿童胸片检查一般无须镇静,对婴儿可用沙袋固定,对较大的幼儿需护士及技术员协助固定,护士及技术员做好射线及感染的防护。

CT成像对患儿运动敏感性低于磁共振,而且成像速度快,通常无需镇静或只需短暂镇静(5~10 min)。无法配合吸气屏气及需镇静后检查的患儿可在平静呼吸下完成检查。对于不配合CT检查的儿童,倾向于尽量静脉给药(丙泊酚、右美托咪定、氯胺酮或依托咪酯),当不能静脉给药时(如没有静脉通路)可口服或鼻内给予咪达唑仑,鼻内给予右美托咪定或肌内注射氯胺酮。重症及危重症患儿密切注意意识、血氧饱和度等,备好气道急救用品,经专用通道送至CT检查室。

六、放射科诊断设备的消毒要求

(一) 检查场所的消毒方法

1. 擦拭消毒

用于物表及地面消毒。物表擦拭用75%乙醇或500 mg/L含氯消毒液(除外氯己定,下同),地面擦拭使用500 mg/L含氯消毒液。明确有疑似或确诊病例的污染物时,清理污物后用1 000 mg/L含氯消毒液(除外氯己定,下同)擦拭。

2. 紫外线消毒

用于空气消毒。紫外线灯的安装数量为平均每立方米不少于1.5 W,辐射强度应不低于70 μW/cm²,消毒面积仅限于紫外线灯所辐照到的区域。

3. 喷雾消毒

用于空气消毒。400~600 mg/L二氧化氯、5 000 mg/L过氧乙酸或1 000 mg/L含氯消毒液雾化/喷洒/熏蒸。

4. 浸泡消毒

500 mg/L含氯消毒液或75%乙醇密闭浸泡30 min以上,主要用于护目镜的消毒。

5. 终末消毒

医学影像诊断检查中,某些特定场合需要进行终末消毒,具体方法为:先使用电动气溶胶喷雾器,按房间体积计算喷雾消毒剂用量,使用量为30 mL/m³,由内向外在1 m高度进行水平喷雾,房间密闭不少于30 min,开窗通风;然后对环境表面、地面及仪器设备表面擦拭消毒,特别对患者和医务人员工作时可能接触的表面进行重点擦拭消毒;擦拭完毕后再进行二次喷雾消毒密闭30 min并进行通风,方可再接诊。

(二) 普通检查室的消毒方法

1. 设备消毒

遇污染或可疑患者时须随时擦拭消毒。有肉眼可见污染物时应先使用一次性吸水材料（如用纱布蘸取 500 mg/L 的含氯消毒液）清除污染物后再行擦拭消毒。

2. 设施消毒

机房内外门把手、屏蔽防护用品、设备操作面板、操作台屏幕及键盘鼠标等。

3. 擦拭消毒

每天至少2次。

4. 地面消毒

湿式擦拭消毒，每天至少1次，遇污染时须随时消毒。可见污染物完全清除后再行常规消毒。

5. 空气消毒

增加通风频次，保持通风最佳。每天紫外线照射至少2次，每次30 min，照射结束后要开门窗通风。遇疑似患者或确诊患者，执行终末消毒措施。

（三）专用检查室的消毒方法

1. 设备消毒

每天至少3次擦拭消毒，重点是患者接触到的检查床、探测器等区域，遇污染时须随时消毒。有肉眼可见污染物时应先使用一次性吸水材料清除污染物后再行常规消毒。

2. 设施消毒

机房、操作台、患者候诊区域等擦拭消毒，每天至少3次。

3. 地面消毒

对机房、操作间和候诊区域执行湿式消毒，每天至少3次，遇污染时须随时消毒。有可见污染物时完全清除后再行常规消毒。

4. 空气消毒

在设备运行中可使用循环空气消毒机持续消毒。无人状态下使用喷雾消毒（参考生产厂家的建议），或紫外线照射消毒30 min，每天至少3次。增加通风频次，保持通风最佳。

5. 终末消毒

（1）若专用机房为疑似和确诊患者设置时，则执行以上消毒措施。若专用机房用于发热患者的筛查，常规执行以上消毒措施，当发现疑似病例时立即启动终末消毒。

（2）普通门诊和发热门诊患者中发现疑似病例时立即启动终末消毒，疑似和确诊患者检查完毕后执行终末消毒。

6. 其他注意事项

（1）疑似或确诊急性传染性肺炎（如新冠肺炎）患者的污染物用纱布蘸取5 000 mg/L 的含氯消毒液（除外氯己定，下同）小心移除；大量污染物应使用含吸水成分的消毒粉或漂白粉完全覆盖，或用一次性吸水材料完全覆盖后用足量的5 000 mg//L 的含氯消毒液浇在吸水材料上，作用30 min 以上后小心清除干净。清除过程中避免接触污染物,清理的污染物按医疗废物集中处置。

（2）若机房由普通门诊患者、发热门诊/感染门诊患者、隔离病房疑似和确诊患者共同使用时,按照普通门诊、发热门诊/感染门诊、隔离病房的顺序进行分批次、分时段集中检查。

七、发热门急诊放射科检查防控要点

急性传染性肺炎（如新冠肺炎）疫情期间,为避免交叉感染,减少传播,对于有发热症状特别是经发热门诊就诊的疑似或确诊患者,应建立发热门诊专用检查通道,机房和操作间应装有独立空调,禁止使用中央空调,机房内24 h进行空气消毒。

疑似或确诊患者最好采用专用设备进行检查,有智能摆位、智能升降床等系统优先选用。如有条件可建立专用机房,并将机房外区域按"三区两通道"做好分区、分级避免交叉感染。对于夜间急诊患者,按普通患者与发热患者分开检查,其中发热患者按发热门诊防控要求进行防控。

1. 发热门急诊放射科检查前的防控要点

（1）尽可能将CT机房按照防控等级分为普通患者CT检查室、发热患者CT检查室及疑似/确诊病例CT检查室三类。如发热患者和确诊患者无条件分开使用CT检查室时,则必须严格区分两者的检查时间,先检查疑似患者,后检查确诊患者,且两者相隔需1 h以上,以便对机房和周围环境进行充分的清洁和消毒。

（2）检查期间尽量使用电子申请单、数字图像及诊断报告网络传输等。

（3）患者行放射学检查前,发热门诊应提前通知接诊技师、陪同防护人员等相关工作者做好接诊准备,并对患者针对性宣教。

（4）患者由防护人员陪同,经发热门诊专用通道就诊,患者和陪护人员均需佩戴医用外科口罩,陪同人员必须确认患者穿戴一次性手套、鞋套。

（5）技师准备好检查设备,铺一次性床单完全覆盖检查平台,并做好消毒准备。参与普通发热患者检查的医务人员和技师执行二级防护;疑似/确诊病例检查执行三级防护。具体防控要点与本节第三部分相同。

2. 发热门急诊放射科检查中的防控要点

（1）接诊技师应做好发热患者登记,检查期间尽量在操作室内采用对讲系统等非接触方式进行医患沟通、指导体位、呼吸训练。

（2）特殊情况要求技师必须与患者接触时也应尽量保持相隔1.5 m以上的距离,并注意往返通道的防护,必要时也可请陪同的防护人员协助患者上检查床或摆位。

（3）如有条件可以分设摆位技师和操作技师各一名,实施不同级别防护。

（4）技师须时刻注意手卫生,在进出各房间或污染机房时应迅速执行手卫生,避免造成污染。

（5）患者使用辐射防护用品时，可提前对防护用品进行封装隔离，使用时用一次性中单与患者身体、衣物等隔开。

3. 发热门急诊移动DR检查过程中的防控要点

由于DR检查在传染性肺炎检查中存在局限性，常规不推荐使用，如需使用，需按照如下要求进行防控。

（1）移动DR设备做危重患者床旁胸片检查时，技师应按照三级防护标准做好个人防护，按照病房区域管理要求做好防护设备的穿脱及设备消毒。

（2）移动DR设备需在发热门诊区域外使用时，需对设备执行严格消毒后紫外线照射30 min以上方可使用，使用前可使用一次性塑料袋封装隔离以减少设备污染。

4. 发热门急诊放射科检查后的防控要点

（1）放射学检查结束后，技师严格按照规定流程在指定地点脱下防护用品，进行手消毒后离开检查室。

（2）通知消杀人员按照标准进行终末消毒，并对机房进行紫外线消杀60 min。

（3）废弃防护用品及患者使用后的一次性床单用指定医疗垃圾桶收集。

（4）实行远程阅片，诊断报告按急诊处理30 min内完成。

（5）设置单独的"发热门诊"患者取报告处，明确标识与指引或派指定人员代取。

八、方舱CT检查防控要点

方舱医院最初是中国人民解放军野战部队机动医疗系统的一个组成部分，主要依托成套的装备完成野外条件下伤员救治任务。方舱医院最大的特点就是它的机动性。此外，其装备的模块化不但保证了医疗救治功能的齐全，而且还可以根据需要快速扩容。

急性传染性肺炎防控的关键是早发现、早报告、早隔离、早治疗。如CT检查是新冠肺炎影像筛查、早期诊断、病情转归评估和确定出院标准的主要手段。急性传染性肺炎疫情期间方舱医院成为医院快速扩充容量，提高应急能力的有效手段之一，建设方舱医院解决了大量轻症和普通型患者的收治难题，与方舱医院相匹配的方舱CT在方舱医院急性传染性肺炎患者分类救治、疗效评价、病情观察过程中可发挥重要的作用。

（一）方舱CT在疫情防控中的作用及优势

目前国内大多数医院发热门诊的影像诊断设备配置主要是DR设备，很少单独配置CT设备。一般医院影像科有一台或多台CT设备，其机房通常与其他影像诊断设备机房相邻，操作场所和候诊区域通常在一起，如可疑新冠肺炎患者进行CT检查很难做到有效隔离及消毒，交叉感染很难避免。方舱CT是独立的CT检查单元,是有效满足急性传染性疾病CT检查,同时避免交叉感染的一种创新CT检查模式。

方舱CT包含CT设备、独立检查操作室、独立的扫描室、空气消毒设施、辐射防护、网络系统、空调、电源分配系统,以及通风系统。方舱CT具有一般CT的硬件和软件性能,在应对急性传染性疾病的CT检查、减少医务人员与患者的接触、避免交叉感染、缩短检查时间等方面,方舱CT有其独到的优势(图2-1-3)。

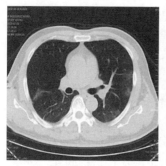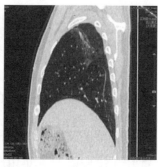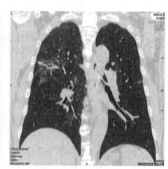

(A)

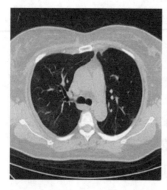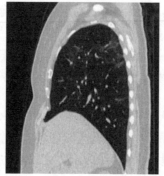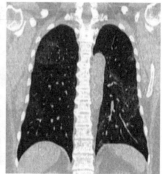

(B)

图2-1-3 新冠肺炎方舱CT表现

图A:两肺外围多发GGO和血管束增粗;图B:两肺外围多发GGO和细网格影

• 资料来源:武汉方舱医院方舱CT

1.通电即用

方舱CT是独立的CT检查单元,出厂前CT设备和辐射设施已经安装调试完毕,有完整的机房、控制室及其辐射防护,运送到位后只需提供场地、电源供电和连接网络即可使用,不需要再设CT机房和设备安装调试,可以远离影像科影像学检查场所。

2.隔室摆位

方舱CT的操作室和扫描室隔离,CT检查可智能摆位,技师无须进入扫描室,可通过语音对话系统和监控系统隔室指导患者摆位；根据患者的身高、体重等信息，系统自动选择定位片的起止位置，完成摆位和定位片扫描。避免技师与患者的直接接触，避免交叉感染。

3. 智能定位

基于扫描得到的定位片信息，利用人工智能（AI）进行头、胸、腹等各部位的智能定位和FOV智能选择，快速准确地确定患者的扫描部位。

4. 智能协议选择

根据患者的身高、体重、年龄，自动选择与之匹配的扫描协议，减少技师的操作时间。

5. 自动重建功能

扫描后可以自动完成冠状位、矢状位图像重建，节省等候重建图像时间。

此外，方舱CT通过平板车装载，可以随时快捷运输到所需地点投入使用，满足传染性疾病防控应急需要。安装固定在平板车上，相当于车载CT，可以体现车载CT的灵活性和机动性。

（二）方舱CT的结构

1. 机房布局

方舱CT的外形类似方舱或集装箱，内部分隔为独立扫描室和独立操作室。扫描室安放CT主机，其中双开门为CT主机进入安装和维修通道，电动单移门为患者检查进出通道。操作室设置操作台、计算机主机等，单独外开门，避免与扫描间直接相通和避免与患者近距离接触，避免交叉感染（图2-1-4、图2-1-5）。

2. CT设备

方舱内可配置16层、64层或128层CT，CT硬件配置及其功能与一般CT机房配置的CT相仿。CT系统主要包括CT机架、诊断床、Console系统、显示器、操作键盘等。

3. 附属设施

（1）配电系统：方舱CT的配电系统由供电线缆、总配电柜、插座、开关等组成，系统通过总配电柜对方舱CT及附属设备进行电源分配。电源输入要求为三相380 V交流电，功率80 kW，采用三相五线制。

（2）紫外线杀毒系统：扫描室和操作室分别安装有紫外线杀毒系统，能够进行全面空气消毒。

（3）空调和照明设施：扫描室和操作室内各自独立的恒温恒湿系统，避免扫描室和操作室空气流通导致交叉感染，能够保证方舱CT内部各环境保持在恒定的温度和湿度，并保持方舱内外空气的流通。方舱内部安装LED照明灯，提供柔和明亮的光线。

（4）监控和对讲装置：方舱内配有两套监控探头，实现无死角监测扫描间设备与患者的实时状态，能够有效地应对突发情况。对讲装置可以隔室辅导患者上下CT检查床，配合CT检查。

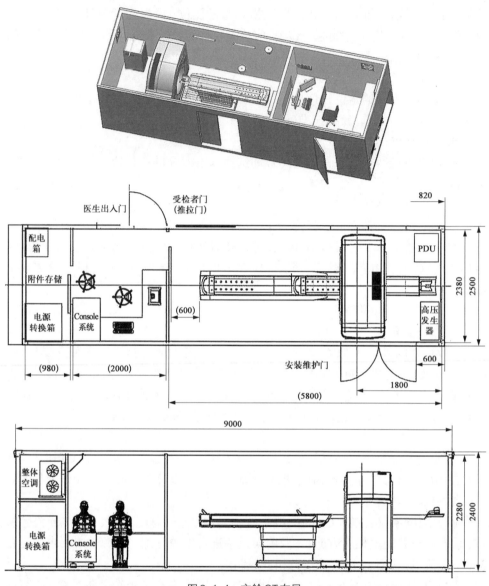

图 2-1-4 方舱CT布局

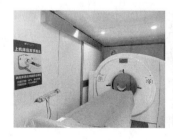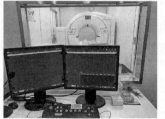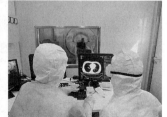

图 2-1-5 方舱CT应用场景

（5）网络通信：方舱CT配套5G高速网络通信，可集成至医院网络，实现与影像信息系统（radiology information system，RIS），以及影像存储与传输系统（picture archiving and communication system，PACS）的对接。同时支持远程维护系统，可以实时动态监测设备的运行状况，保证设备正常运行。

（三）方舱CT的辐射防护

方舱CT机房采用铅板防护，配套标准辐射机房电动移门，观察窗采用4 mm/pb铅当量的铅玻璃。主防护（球管上方及左右两侧范围）为5 mm/pb铅当量，其余位置达到4 mm/pb铅当量。辐射防护检测符合《医用X射线诊断放射防护要求》（GBZ 130—2013）、《X射线计算机断层摄影放射防护要求》（GBZ 165—2012），以及《电离辐射防护与辐射源安全基本标准》（GB18 871—2002）（图2-1-6）。

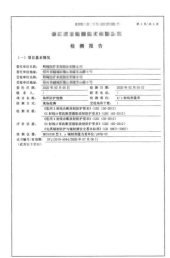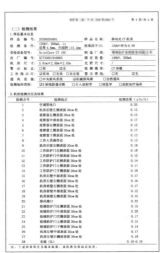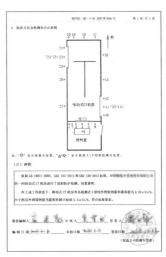

图2-1-6　影像辐射防护检测报告

（四）方舱CT场地与人员配置要求

1. 场地要求（选址）

方舱CT机房的选址需要兼顾患者检查流程优化、放射防护和传染病防护等原则。

可根据方舱建筑特征设置在方舱内或方舱外，在气候条件较好的地区推荐设置在方舱外，舱外空间开阔，比舱内更有利于做好感染控制。在舱外设置区域时要考虑季节风向，清洁区位于上风处，污染区位于下风处。

CT机房建设及设备安装过程中要综合考虑患者候诊区域、检查间和工作人员操作间合理摆放，按照"三区两通道"设置污染区、半污染区、清洁区，区分医护通道与患者通道，避免医务人员与患者之间发生交叉感染。

需尽量避免选择潮湿、低洼、大型广告牌和各类铁塔底下等不安全区域放置。设备长期处于潮湿和低洼环境极易引发设备表面锈化，长期置于大型广告牌和各类铁塔下在雷暴天气中易受雷击和损坏。因此在选址时尽量避免太过潮湿低洼等危险环境放置CT。在选址时也需考虑疫情对周边环境及居民的污染,阻止疫情的传播。尽量避免在上风口、水源地、人口密集等场所放置CT。

2. 人员配置

方舱CT室人员配置以技师为主,诊断工作可以由托管医院的影像医师线上远程完成,建立医技沟通机制和临床医师沟通渠道,必要时进行远程多学科团队(multiple disciplinary team, MDT)讨论。设置技师管理人员1名,协调患者检查和质控、感控工作。配置技师2名以上,进行预约、登记和扫描工作,同时完成CT质控、消杀等工作。

(五)方舱CT使用注意事项

方舱CT一般独立于影像科科室之外,通常位于室外,空间相对较小,方舱CT的安全使用尤其要重视。

1. 技师要求

必须严格按操作规程使用机器,不擅自更改设备的性能参数。使用前检查CT设备运行是否正常,扫描室和控制室温度及湿度是否符合要求,一般控制室和扫描室温度控制在220±40℃,相对湿度为65%以下。

2. 球管预热及空气校准

(1)球管预热:球管预热到合适热容将得到最佳性能和稳定一致的图像,并且延长球管使用寿命,要求每天开机后立刻预热,且闲置超过3 h应再次做球管预热。

(2)空气校准:每天开机时执行空气校准。空气校准有利于获得最佳性能和稳定一致的图像,若长时间不校准可能图像会产生伪影。

3. 扫描

(1)扫描期间不同时删除图像和刻录图像,防止计算机运行过多程序而卡顿或出错而导致扫描失败。

(2)扫描结束后要核对图像质量是否符合影像诊断要求;及时备份图像数据,防止因硬盘损坏而丢失数据。

4. 严格做好消毒隔离工作

由于方舱CT针对的患者均是确诊患者,无须在每人检查后消毒,但当天检查完毕后必须对设备和房间进行消毒,当有明显污染(血液、体液和分泌物)时需要立即处理消毒。由于方舱CT多数依托人工智能大数据深度学习技术,通常建立了摄像的人体自然图像与CT设备机架和病床坐标系之间的映射关系,实现了技师的隔室操作,不需要传统的近床操作升降床和定位灯,仅在操作间借助摄像头摄取的人体自然图像,就可精准完成患者的智能定位、一键移床及扫描,患者检查时间(上下床)可在2 min之内完成,最大限度减少技师与感染患者的直接接触,缩短检查时间,降低交叉感染风险。

在新冠病毒感染病例或其他传染性病例检查期间,严格做好消毒隔离工作。

（1）操作人员应接受医疗机构院感培训,在工作中注意自我防护熟悉感染防控要求,熟悉防护用品及其使用方法,严格执行手卫生,按照院感要求穿脱防护用品。

（2）操作人员应熟悉设备、机房、控制室消毒方法和要求,熟悉感染防控分区,不任意穿越。有序安排患者检查时间,尽量避免与患者近距离交谈。

（3）使用过的防护用品、医疗垃圾按院感要求处理,不得随意丢弃。防护目镜使用后放置于指定消毒处消毒,以备再用。

（4）当天检查结束后及时做好扫描室、控制室和设备的终末消毒。

第二节　超声科防控要点

一、检查室的准备与消毒

疑似或确诊患者需要进行超声检查时,首选在隔离病房内进行床边超声检查,如条件许可,可以在隔离区内专设一个超声检查诊室,因医疗单位的条件限制无法开展床边超声检查,可以在做好相关等级防护的前提下,由专人陪同,按照规定的路线到专用诊间进行检查。诊间采用循环风、紫外线、等离子或空气消毒机进行空气消毒,诊疗床、门把手、可能接触到的物体表面、地面使用 2 000 mg/L 含氯消毒剂擦拭消毒,有污染随时消毒。如果条件许可,可以使用一次性床单等物品。

二、仪器的防护与消毒

1. 仪器的防护

主机采用塑料薄膜防护套包裹,条件不允许的情况下,可以使用塑料袋、保鲜膜等包裹;探头使用一次性探头套或腔镜套;触摸屏和控制面板在不影响轨迹球运动的情况下用透明薄膜或保鲜膜完全覆盖。专用诊间的主机、触摸屏和控制面板的保护膜每天诊疗工作结束后最好更换,非专用诊间对疑似或确诊患者超声检查结束后立即更换,超声探头保护套每人一换。

2. 仪器的消毒

检查结束后,关闭仪器的电源,拆除超声仪器主机、触摸屏和控制面板上保护套,使用75%乙醇、含氯消毒剂等消毒液或含上述消毒成分的消毒湿巾对超声探头及线缆、仪器主机、触摸屏和控制面板及工作站电脑(含显示器及主机)、鼠标进行不留死角的擦拭消毒,每天1～2次。

三、医务人员防护与工作流程

(一)医务人员防护

不同的诊区、针对不同的患者,医务人员穿戴不同级别的防护用品。

1. 一级防护

超声科一级防护主要是指从事针对常规患者的超声诊疗、介入性超声(包括床旁介入)及腔内超声检查医务人员着装应采取一级防护。

2. 二级防护

超声科二级防护是指超声预约分诊区医务人员,常规急诊区的超声医务人员,从事针对疫区或隔离观察人群的超声诊疗的医务人员着装应采取二级防护。

3. 三级防护

超声科三级防护是指从事针对疑似或确诊患者进行超声检查或超声介入的医务人员,需严格按照隔离区医务人员防护要求进行防护措施操作,应采取三级防护。

(二)工作流程

(1)严格按照疫情防护要求着装,经医生通道进入指定的诊室,对超声探头、仪器等做好相关防护。

(2)工作过程中严格执行手卫生;检查结束后,写好检查记录,并第一时间对超声探头、仪器及其他相关的非一次性用品(如工作站、键盘等)进行必要消毒,做好相关记录。

(3)通过预先规划的专门通道离开诊间,对诊室及废弃用品进行全面消毒,并严格按照手卫生进行手消毒及规范脱、摘防护用品。

四、患者用品及医疗用品处理

患者所有的废弃物及接诊医务人员防护用品,均应当视为感染性医疗废物,置于医疗废物专用包装袋或利器盒内,当其表面被感染性废物污染时应当增加一层包装袋,使用后的一次性隔离衣、防护物品等分类收集、严禁挤压。每个包装袋、利器盒应当系有或粘贴中文标签,标注内容包括:医疗废物产生单位、部门、日期、类别,并在特别说明中标注"新型冠状病毒肺炎"或者简写为"新冠"。在离开污染区前应当对包装袋表面采用1 000 mg/L的含氯消毒液均匀地喷洒消毒或在其外面加套一层医疗废物包装袋。

第三节　介入诊疗科防控要点

已有研究结果证实,恶性肿瘤患者合并新冠肺炎的风险显著高于正常人群。在疫情期间,可能有某些恶性肿瘤患者合并新冠肺炎,尤其其病情进展比较迅速或肿瘤合并出血时,应立即手术或尽快行介入治疗,以挽救患者生命。

一、介入病房防护原则

（一）新入院患者管理

1. 筛查为先,尽早发现疑似患者

介入诊区、病房、手术室应对患者进行流行病学及症状体征筛查、测量体温,入院前行胸部CT、血常规等检查,有条件的要进行核酸检测,以便筛查和发现疑似患者。严格执行急性传染性肺炎疫情期间住院患者收治流程,最后由主管医师根据患者病情及当日体温情况决定是否收入院。对疑似患者应启动相应处理流程,就地隔离并上报医院感染控制部门前来协助处理。

2. 根据肿瘤的危急重症程度,保障肿瘤患者的医疗需求

对于急危重症肿瘤患者,应按照相关制度和诊疗规范及时给予有效救治,保证正常进行急诊介入治疗;对于肿瘤进展较快或部分初发肿瘤、急需治疗患者,应在切实防控感染的基础上及时安排入院治疗;对需择期治疗患者要加强沟通、解释,争取获得患者理解,根据疫情和病情进行有序安排。

（二）住院患者管理

普通住院患者取消探视、禁止家属送餐;严格限制陪护,因病情危重确实需要时,建议按照与新入院患者相同标准筛查陪护者,且患者住院期间陪护人员不得随意更换,原则上固定一人;陪护人员必须服从病房统一管理,配合接受每天体温监测。患者出院当日原则上所在床位不收纳新患者,需待次日安排新入院患者。

病房严格24 h门禁管理。存在以下情况者禁止进入病房：① 发热（体温≥37.3℃）且未经发热门诊排除急性传染性肺炎,或有其他可疑不适症状如咳嗽、乏力等;② 近14天内有疫区及疫区周边地区居住史或旅行史;③ 近14天内居住于或曾进入有急性传染性肺炎感染病例报告社区;④ 近14天内有与急性传染性肺炎患者或疑似者接触史;⑤ 近14天内家庭或办公室等场所有2人及以上出现发热或呼吸道症状。

发现住院者出现发热时,应立即通知发热门诊进行会诊,排除急性传染性肺炎后方可继续进行正常诊疗程序;发现疑似者应启动相应处理流程,并上报医院管理部门备案,尽快将其转至隔离病房或定点医院,并安排隔离密切接触者,对

患者原所在空间进行严格消毒。

（三）医务人员个人防护

严格落实标准预防，重点落实佩戴医用外科口罩、工作帽，严格执行手卫生要求，必要时戴乳胶手套。在严格落实标准预防的基础上，采取飞沫隔离、接触隔离和空气隔离防护措施，根据不同情况做好防护，最大限度避免院内感染。标准预防要求视所有患者为感染性患者，既防止血源性疾病，也预防非血源性疾病的传播；强调患者、陪同人员与医务人员之间的双向防护。

此外，诊疗区域应当保持良好通风，并做好日常清洁和终末消毒。

（四）其他

（1）建议介入病区设立单独隔离病房，发现疑似患者应立即转至隔离病房。

（2）建议将病区患者总数限定在额定床位50%以下。收治患者时建议每人1间，或每个床位之间保有足够隔离距离，减少交叉接触。

（3）建议疫情期间调整三级查房及行政、教学查房形式，非主管医师如非必要不参加查房。

二、介入手术室防护原则

（一）常规介入手术

1. 患者筛选

（1）体温正常或经发热门诊排除急性传染性肺炎。

（2）流行病学及症状体征调查阴性，并签署书面承诺书。

（3）近期胸部CT检查无明确病毒性肺炎表现。对满足以上各项患者可进行常规介入手术管理，有条件时可加行核酸检测。

2. 手术相关

（1）采用一次性手术包、手术器械、辅料及耗材等，术前尽量备齐术中所需物品，减少人员进出手术间。

（2）一次性防护物品一台一换（包括DSA球管罩、操作面板罩、铅挡帘罩及手术巾、手术单等），其他物品如输液架、心电监护仪、高压注射器、呼吸机等也需使用一次性塑料薄膜罩套，心电监护套件一台一消毒。

（3）将使用过的一次性物品置于黄色垃圾袋中密闭存放。

（4）术后做好医疗垃圾分类及周围环境消毒。

（5）手术结束后，采用紫外线消毒15～20 min后方可进行下一台手术。

3. 医务人员个人防护

（1）按照标准防护要求全面做好个人防护。

（2）建议手术医师加戴护目镜或面罩。

（3）缩减参与手术人员。

（4）轻柔进行操作,防止职业暴露。

（二）急诊介入手术

对需接受急诊手术但不能满足以上筛选条件患者按照疑似患者进行管理。

第四节　核医学科防控要点

核医学科诊疗项目,主要包括SPECT/CT、PET/CT和PET/MR以及核素治疗,流程较为复杂、环节较多、工作场所多、工作人员多,对患者的管理更加复杂,对参与整个诊疗过程的医务人员的防护要求更高。在急性传染性肺炎疫情期间进行诊疗工作时,在保证医疗质量和医疗安全前提下,开展行之有效的安全防控措施,达到在核医学检查过程中,受检者及工作人员"零感染"的目标。

一、核医学检查通道区域防控要点

根据污染风险度将检查场所划分为清洁区、半污染区和污染区(图2-4-1)。不同区域均应放置速干手消毒液,医患通道分开。该部分防控要点与放射科相同,可参考本书第二章第一节相关内容。

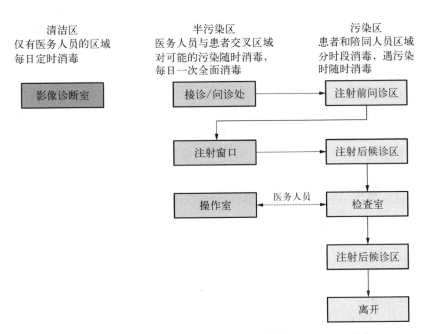

图2-4-1　急性传染性肺炎疫情期间核医学检查场所分区及消毒

二、核医学科医务人员的防控要点

接诊处配备非接触式体温枪,患者及陪同亲属必须佩戴口罩并接受体温检测。可自由行动及自理的患者不建议家属陪伴,病情要求陪伴时每例患者一般只允许一名家属陪同检查。

（1）预约登记、注射药物、核医学影像［SPECT（/CT）、PET（/CT）、PET/MR］操作、近距离问诊医生、负责保洁消毒和运送废弃物的卫生员都采用一级防护。

（2）"潜在风险组"患者检查时,在防护物资允许的条件下可以采用二级防护。

（3）对疑似或者确诊感染者进行核医学检查的特殊情况,采用三级防护。

（4）未进入污染区的其他工作人员,在从事诊疗活动期间均应该佩戴医用口罩,注意及时洗手和个人卫生。

具体各级防护要求与放射科相同,可参考本书第二章第一节相关内容。

三、核医学检查流程的防控要点

1. 检查前

检查当日常规检测体温,如果发现患者有发热（体温 ≥ 37.3 ℃）、新出现呼吸道症状时,取消当日检查并联系转诊至发热门诊。佩戴含呼吸阀口罩者不安排进入检查流程,以免污染检查环境,更换口罩后方可检查,嘱患者全程佩戴口罩。PET/MRI检查由于机房内的强磁场环境,如果患者的口罩有金属丝,需将口罩内金属丝取出,或更换为无金属丝口罩。

2. 检查间隔

前后2例受检者之间应预留时间间隔,避免聚集,患者和陪同家属经由工作人员提供含乙醇免洗手消毒液执行规范的手卫生后签署《疫情期间检查知情告知书》,《疫情期间检查知情告知书》经紫外线统一消毒后归档管理。

3. 候诊

提醒患者在候诊区域等待过程中减少随意走动,与其他受检者保持1 m以上的距离,避免与其他检查者近距离攀谈。"潜在风险组"患者候诊时,尽可能为每个人安排独立候诊区域或相对独立区域。

4. 注射核素药物

做到一人一巾、一人一带;每例患者注射前后均应进行手卫生,注射后更换一次性手套并进行手卫生。

5. 检查操作

每一例受检者检查结束后,工作人员需对其接触过的环境物表面进行擦拭消毒,应使用一次性医用床单,一人一单,使用后的床单及外翻摘除的一次性手套应立即放入医疗废物箱中,执行手卫生后佩戴新的手套铺新的一次性床单。

技术人员操作摆位提倡快速准确,避免长时间与患者接触;接触患者后,必须脱掉手套后再进入操作室,即刻进行手卫生后再进行后续操作,杜绝戴污染区使用过的手套操作键盘、鼠标及接触其他医疗文书。条件许可的,在操作间操作设备与进入机房摆放患者工作安排2位工作人员分工、配合完成。

检查过程中,技师如果发现口罩、手套等防护用品被血液、体液、分泌物等污染时,应及时更换,并洗手和使用手消毒剂进行手卫生消毒。工作结束后需将一次性隔离衣脱放在医疗废物箱中。

四、核医学影像设备的防控要点

1. 常规清洁

诊疗工作完成后先常规清洁,设备仪器(包括机架、探测器、检查床)表面立即擦拭消毒,首选用1 000 mg/L的含氯消毒液,不耐腐蚀的仪器表面使用75%乙醇擦拭消毒。不建议使用喷洒的方法对设备消毒,以免对设备部件造成影响。清洁工具专用,避免交叉污染。

2. 地面消毒

(1)半污染区及污染区的地面无明显污染物时可用1 000 mg/L的含氯消毒液擦拭消毒,每天2次或以上,遇污染时随时消毒。

(2)地面或设备有肉眼可见污染物时,应先使用影像性探测仪检查是否有影像性污染,并及时控制和处理后再进行消毒。

3. 紫外灯照射消毒

检查室空气采用紫外灯照射消毒,每次≥60 min,每天1～2次,照射后通风30 min以上。紫外灯照射消毒期间,建议用深色布套保护探头。室内有人时不应使用紫外灯照射。

PET/MRI机房内为强磁场环境。禁止在机房内放置空气消毒机,由于设备间与机房是空调内循环的,可将其放置于设备间空调的入口处。紫外线灯需要采取悬吊式,因有移动式紫外线灯为金属部件,不能移至强磁场机房内使用。

此外,测定空腹血糖后,应及时对血糖仪进行表面消毒。

五、核医学废弃物的防控要点

疫情期间,医务人员使用后的防护用品及患者所有的废弃物均应当视为感染性医疗废物,严格依照《医疗废物管理条例》和《医疗卫生机构医疗废物管理办法》管理,要求双层封扎、标识清楚、密闭转运。

核医学科的特殊之处是使用开放性医用影像性核素。对含有医用影像性核素的废物,应单独收集、密封、标记,根据核素标记药物至少10个半衰期计算,放射性核素锝-99m污染的废弃物先在储源室放置≥3天后再进一步处理,储源室内亦用紫外灯照射消毒,照射后通风。

六、SPECT/CT、PET/CT设备中CT检查防控要点

核医学诊疗技术不是急性传染性肺炎(如新冠肺炎)的诊断适应证。在疫情严重时期,CT设备短缺,利用核医学影像学检查机房"双通道"的优势,可以起到既减少患者间接触感染,又缓解放射科CT检查压力的作用。

宁波大学医学院附属医院在新冠肺炎疫情期间,采用ScintCare PET/CT中的CT部分,共完成了1000多例发热门诊患者的CT扫描,为疫情有效防控发挥了积极的作用。SPECT/CT、PET/CT中CT部分应用于急性传染性肺炎检查,防控原则参照核医学影像的防控管理。

(徐开蔚、王贝然、贲志飞、王玉涛、齐银萍、陈俊波、袁建华、汪建华、左长京)

本章参考文献

洪志辉,朱大荣,韩志江,等.新型冠状病毒肺炎疫情下影像人员和场所防护建议[J].健康研究,2020,40(01):9-11.

贾晓茜,李新雨,同维等.影像技术应对新型冠状病毒感染肺炎的管理策略[J].西安交通大学学报(医学版),2020,41(02):205.

李陶.新冠肺炎期间超声科感染控制的实践与思考[J].临床超声医学杂志,2020,22(02):81-84.

刘超,余星瑶,王婧婧,等.新型冠状病毒肺炎CT检查流程与感染防控管理探讨[J].影像学实践,2020,35(03):296-299.

覃蕾,李琴.新型冠状病毒肺炎爆发期CT室消毒隔离和防护措施[J].影像学实践,2020,35(03):300-302.

王绍芳,胡军武,赵延洁,等.影像科应对新型冠状病毒肺炎(COVID-19)的预防管理[J].影像学实践,2020,35(03):291-295.

张永高,岳松伟,赵鑫,等.河南省医学会影像技术分会新型冠状病毒肺炎CT检查流程专家共识(第二版)[J].临床医学,2020,40(02):1-10.

中华人民共和国卫生部.X射线计算机断层摄影放射防护要求(GBZ 165—2012)[EB/OL].http://www.nhc.gov.cn/wjw/pcrb/201208/55734/files/5e7aa8d736e74138b82fe680baaa91cb[2012-08-25].

中华人民共和国卫生部.医疗机构消毒技术规范(WS/T367-2012)[EB/OL].http://www.nhc.gov.cn/wjw/s9496/201204/54510/files/2c7560199b9d42d7b4fce28eed1b7be0[2012-04-05].

中华人民共和国卫生部.医院隔离技术规范[J].中华医院感染学杂志,2009,19(13):1612-1616.

中华人民共和国国家卫生和计划生育委员会.医用X射线诊断放射防护要求(GBZ 130—2013)[EB/OL].http://www.nhc.gov.cn/ewebeditor/uploadfile/2014/01/20140124100405692[2013-12-11].

中华人民共和国国家卫生健康委员会.新型冠状病毒肺炎诊疗方案(试行第七版)[EB/OL]. http://www.nhc.gov.cn/yzygj/s7653p/202003/46c9294a7dfe4cef80dc7f5912 eb1989/files/ ce3e6945832a438eaae415350a8ce964[2020-03-03].

中华人民共和国国家卫生健康委员会.X射线计算机断层摄影装置质量保证检测规范(GB 17 589-2011)[EB/OL]. http://www.nhc.gov.cn/wjw/pcrb/201207/5390ed929f4646ff845534ab26 b93ebb/files/7428a1abedb34299a19583211e765cbf[2011-12-30].

中华人民共和国国家质量监督检验检疫总局.电离辐射防护与辐射源安全基本标准(GB 1871—2002) [EB/OL]. http://www.nhc.gov.cn/ewebeditor/uploadfile/2014/10/20141029114110307[2002-10-08].

中华医学会核医学分会,《中华核医学与分子影像杂志》编辑委员会.2019新型冠状病毒感染疫情期间核医学诊疗安全防控专家共识(第一版)[J].中华核医学与分子影像杂志,2020, 40:129-135.

中华医学会放射学分会.新型冠状病毒肺炎的放射学诊断:中华医学会放射学分会专家推荐意见(第一版)[J].中华放射学杂志,2020,54(04):279-285.

中国医师协会超声医师分会.新型冠状病毒防控期间超声医务人员防护指导意见[J].中华医学超声杂志(电子版),2020,7(02):2.

中国医师协会技师专业委员会.新型冠状病毒肺炎影像学检查中感染控制与影像卫生防护管理[J].中华影像医学与防护杂志,2020:40.

第三章
急性传染性肺炎疫情期CT检查流程及处理策略

常规肺部影像学检查主要包括胸部X线检查、胸部CT检查。与X线检查相比，CT的密度分辨力更高，可以更好地显示肺部的病灶所在。在急性传染性肺炎的临床筛查中，CT检查是目前最高效的检查方法。CT检查可帮助医生迅速判断患者是否有肺炎，确定病变的范围和程度等。除此之外，CT检查普及性高、操作便捷、灵敏度高的特点，可以弥补核酸检测的不足。在疫情期间，患者在进行CT扫描的过程中容易造成交叉感染。为了做好影像科工作人员自身防护及规范操作，有效降低感染风险，本章就国内外的急性传染性肺炎疫情防控中CT检查流程及相应的处理策略进行汇总，以供参考。

第一节　定点医疗机构CT检查流程及处理策略

一、检查前准备

1. 工作人员准备

尽可能安排2名技师，防护级别参照第二章第一节相关内容。

技师应认真核对CT检查申请单，了解病情，明确检查目的和要求。

2. 辅助用具准备

普通患者的CT机房尽量选择公共区域，并尽可能与发热患者CT机房不在同一区域。若无法分开，则两者之间设置人工隔离带及隔离墙，规范检查路线。

辐射防护用品主要包括铅帽和铅围裙，使用时嘱患者穿一次性防护衣使其与患者身体、衣物相隔离。

3. 患者准备

患者在检查过程中应全程佩戴医用外科口罩或N95型或以上等级医用防护

口罩(包括患者和陪护人员),进入机房前使用快速手消毒液消毒双手或戴一次性手套,并去除颈部、胸部饰物和其他高密度物品(如带有拉链、扣子、金属饰物等的衣物)。

扫描前,技师对患者进行呼吸训练,嘱患者按呼吸指令配合检查。

4. 其他隔离事项准备

技师接诊患者及交代检查注意事项时,尽量采用声控方式。客观情况要求技师必须与患者接触时,应尽可能保持相隔 1.5 m 以上的距离。

对配合好的患者,技师可在操作室声控患者摆位,亦可请陪同人员协助患者上检查床。

二、成人 CT 扫描方案

【扫描体位】　常规取仰卧位,身体置于检查床面中间处,两臂上举抱头。手臂上举困难者,可置于身体两侧。

【扫描方式】　横断面螺旋扫描。

【扫描范围】　从肺尖扫描至双侧肋膈角。

【扫 描 野】　固定扫描野:330～350 mm(肥胖患者可设置为400～450 mm)。

【扫描参数】　参见表3-1-1。

【注意事项】　若遇到重型及危重型患者可优先缩短扫描时间,采用大螺距扫描,加快扫描速度、加大准直器宽度来调整,以减少患者呼吸运动伪影。

表3-1-1　成人CT扫描参数设置

项　　目	参　数　设　置
管电压(kV)	体型(BMI或体重) 小:100; 中:120; 大:140
管电流*(mAs)	体型(BMI或体重) 小:100～133; 中:133～144; 大:144～216
螺距	1
旋转时间(s)	0.4～0.6
显示野(mm)	330～350
重建层厚(mm)	1

*有自动曝光的机型设置参考mAs或平均mAs值,无自动曝光的机型根据临床经验选择范围内一固定mAs。BMI:为身体质量指数(body mass index),BMI小为 <19 kg/m², 中为19～24 kg/m², 大为 >24 kg/m²。体重建议对照:小为<70 kg,中为70～90 kg,大为>90 kg。

三、儿童CT扫描方案

【扫描体位】 常规取仰卧位,身体置于检查床面中间处,两臂上举抱头,7岁以下患儿绑好约束带。

【扫描方式】 横断面螺旋扫描。

【扫描范围】 从肺尖扫描至双侧肋膈角。

【扫 描 野】 根据被检者体型调整合理的扫描野。

【扫描参数】 参见表3-1-2。

表3-1-2 儿童CT扫描参数设置

项 目	参 数 设 置
管电压(kV)	<1岁:80;1~7岁:100;>7岁:120
管电流(mAs)	自动管电流调制技术,参考管电流量或平均管电流量: <1岁:35(20~50) 1~7岁:55(30~80) >7岁:65(30~100)*
螺距	1.375∶1(较大螺距)
旋转时间(s)	0.4~0.5
重建层厚(mm)	1

*括号内为针对GE等厂家通过噪声指数(NI)来进行曝光剂量自动调制的CT设备所特定管电流量设置区间值,其他大部分CT厂家的设备大都使用固定的参考管电流量值或平均管电流量值进行剂量调制。

【注意事项】 无法配合吸气屏气及需镇静后检查的患儿可在平静呼吸下完成检查。

四、孕妇CT扫描方案

孕妇不同于常规人群检查,在CT检查时尽量选择低剂量扫描方案。

由于新冠肺炎患者的肺部病变在影像学上多表现为GGO,为避免漏诊早期病变,特制定以下孕妇适用的低剂量扫描序列参数供参考。

【扫描方式】 横断面扫描,一般采用低剂量螺旋扫描。

【扫描参数】 参见表3-1-3。

【注意事项】 开启迭代纵隔窗重建参数40%,肺窗重建参数为70%。中下腹部进行360度的铅裙防护。调整后的CT扫描方案控制总DLP量<100 mGy·cm,相当于常规胸部扫描剂量的1/3左右。

表 3-1-3 孕妇 CT 扫描参数设置

项　　目	参　数　设　置
管电压(kV)	100～120
管电流(mAs)	智能调制毫安技术： 50～150
采集层厚(mm)	5
螺距	1
球管转速(s/r)	0.27～0.8
重建层厚/重建层间距(mm)	1(肺窗使用高分辨率算法)

五、CT 图像重建方案

1. 常规图像重建

常规以 5 mm 层厚分别重建出肺窗图像(肺窗：窗宽 1 200～1 500 Hu，窗位 −600～−400 Hu)和纵隔窗图像(纵隔窗：窗宽 350～450 Hu，窗位 40～60 Hu)。

2. 薄层图像重建

常规以 1 mm 层厚重建出薄层肺窗及纵隔窗。

六、CT 图像的后处理成像策略

利用 CT 图像后处理成像方法，可准确评估胸部各个生理结构或病理结构的三维空间关系，为 CT 影像临床应用提供更充分的依据。临床常用的方法包括多平面重组、曲面重组、最大密度投影、最小密度投影、容积再现、表面阴影显示，以及仿真内镜等。

适用于新冠肺炎等急性传染性肺炎的重建方法主要是多平面重组，通过矢状位、冠状位等多平面重组图像，可以更清楚地显示病变累及的肺叶、肺段，以及病变与叶间裂、横膈和纵隔胸膜的关系。

七、检查流程

所有影像工作人员必须熟悉不同类别患者的 CT 检查流程，普通/发热患者 CT 检查流程参考图 3-1-1，疑似/确诊患者 CT 检查流程参考图 3-1-2。

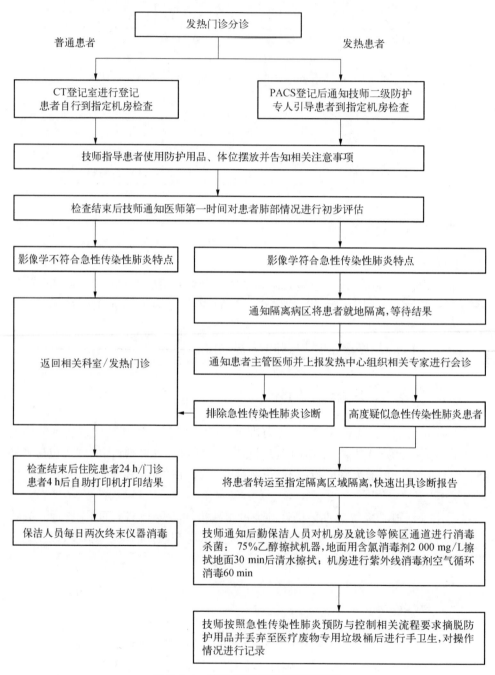

图3-1-1　普通/发热患者CT检查流程

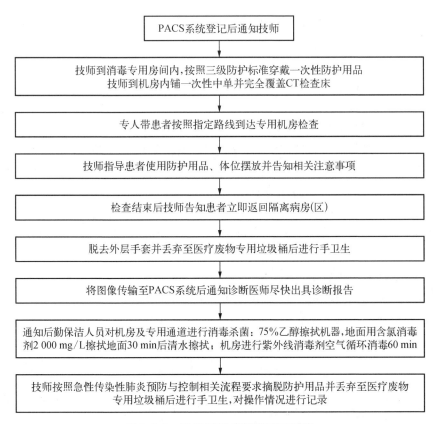

图 3-1-2　疑似/确诊病例 CT 检查流程

第二节　方舱医院 CT 检查流程及处理策略

急性传染性肺炎疫情期间方舱医院成为医院快速扩充容量,提高应急能力的有效手段之一。建设方舱医院解决了大量轻症和普通型患者的收治难题,与方舱医院相匹配的方舱 CT 在方舱医院新冠肺炎患者分类救治、疗效评价、病情观察过程中发挥了重要的作用,本节就方舱医院 CT 检查流程及策略进行总结,以期进一步推动医学影像专科应急救治能力建设。

一、检查流程设计原则

方舱医院 CT 检查流程设计遵循"及时准确检查,感染风险最低"的核心原则,应做到以下几点。

(1)申请、预约、报告全流程线上运行。

(2)精准组织,集中处置,缩短舱内检查时间。

（3）核查每一位患者的基本信息，杜绝差错。

（4）报告及时，舱内外方便调阅。

二、检查流程

方舱医院CT检查流程见图3-2-1。

（1）临床医师前一天提出申请，集中将患者信息提交放射检查技师。

（2）技师提前在舱外RIS按照患者所在病区做好预登记，并电话通知各病区患者具体检查时间及检查前准备事项。

（3）技师更衣后进舱，设备开机后，对讲机通知相应病区将患者送至CT检查室。

（4）病区护士按顺序核对患者进入检查间，舱外技师可通过实时监控录像协调检查秩序。

（5）技师核对患者信息后完成扫描。

（6）技师扫描后确认所有图像合格并及时传输至PACS。

（7）更换下一病区患者扫描。

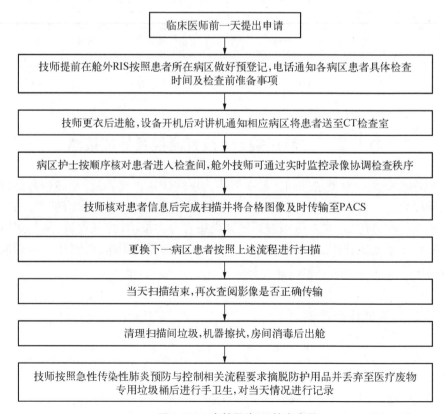

图3-2-1　方舱医院CT检查流程

（8）当天扫描结束,再次查阅影像是否正确传输。

（9）清理扫描间垃圾,擦拭机器,消毒房间后出舱。

（10）影像诊断医师登录PACS书写审核当天诊断报告。

在检查过程中,如有当天急诊可在操作间完成现场登记,随时插入检查。

第三节　集中医学观察点CT检查流程及处理策略

集中医学观察是传染病防治中重要环节,主要方法是通过阻止密切接触者中的潜在患者在社会上滞留或与家庭成员接触,从而有效防止病原体传播给别人,同时还可以对密切接触者中的发病患者及早进行救治。本节就集中医学观察点CT检查流程及策略进行总结,供集中医学观察点医务人员参考。

一、检查注意事项

1. 筛查设施

主要以方舱CT为主(图3-3-1),方舱CT旁需设一间附属用房,作为清洁区、缓冲区。清洁区为技师生活之用;缓冲区用于更衣、洗手等。

2. 筛查对象

（1）观察点现有隔离人员。

（2）新进观察点的隔离人员。

（3）在观察点隔离期满即将解除隔离的人员。

注意:孕妇及14周岁以下对象除外。

二、检查流程及处理策略

（1）筛查实行预约制,由观察点医务人员根据筛查对象分时段安排好第二天观察点待检人员,并提前向方舱CT技师提供待检人员的姓名、性别、年龄,身份证号码等信息。

（2）技师开始工作前打开循环风消毒,开空调、工作站电脑,开CT机并预热。

（3）技师联系观察点医务人员核对当天所有待检人员列表,逐个登录检查人员信息(包括检查人员姓名、性别、年龄、身份信息等)。

（4）待检人员全程佩戴口罩,由观察点医务人员按预约检查时间和行走路线逐个陪护到方舱CT接受检查,检查前双方再次核对信息。

（5）具体检查流程参考方舱医院CT检查流程。

需注意的是,疫情期间集中医学观察点的人群并未确诊,因此检查过程中要做好被检查者的防护工作。对于影像学表现高度疑似的患者,要按流程上报当地卫生行政主管部门。检查完成后要及时按照相关标准及步骤进行消毒后方可继续进行检查。

第四节　非定点医疗机构CT检查流程

非定点医院CT检查流程与定点医院大致相同,第一节已详细阐述,对于有条件的医院建议固定一台CT专门用于发热患者或疑似患者的检查,但大多数非定点医院由于规模小,医院并不具备多台CT,因此本节主要阐述疫情期间如何通过分流在仅有一台CT的情况下进行CT的检查及处理。

一、检查注意事项

(1)患者进行预约及检查等待时,务必佩戴医用外科口罩并保持1 m以上的排队距离。

(2)由门、急诊医师对患者的流行病学史及临床症状进行风险评估,发热及高风险患者需专人护送陪检,专梯专通道至CT检查室。

(3)错峰错时检查,减少患者之间的聚集。

二、检查流程及处理策略

非定点医疗机构CT检查流程见图3-4-1。

(1)发热门诊对患者进行初筛。

(2)发现发热患者或疑似患者,电话通知CT检查室对疑似患者进行检查。

(3)技师收到通知后进行相应的准备:本人做好二级防护,登记患者信息,到CT机房铺设一次性中单,务必把扫描床包裹完整。

(4)患者由专人陪护走专用通道进入机房,患者穿一次性隔离衣,技师尽可能远程指导患者就位后通过遥控摆放体位后进行摄片,患者及陪护人员全程做好个人防护。

(5)检查结束后患者暂时不能随意走动,等待医师诊断。

(6)医师第一时间在工作站阅片诊断,若影像学表现正常,则通知陪护人员带患者进行其他相应检查;若影像学表现高度可疑,诊断医师请上级医师会诊后第一时间上报医院,医院组织专家会诊后,排除急性传染性肺炎的患者进行正常的后续诊治,对高度疑似患者应按照相关要求及诊治流程,将其收入本院隔离观察病房或转送至定点医院进行隔离治疗。

(7)技师通知消毒员对机房检查物品进行更换并消毒。

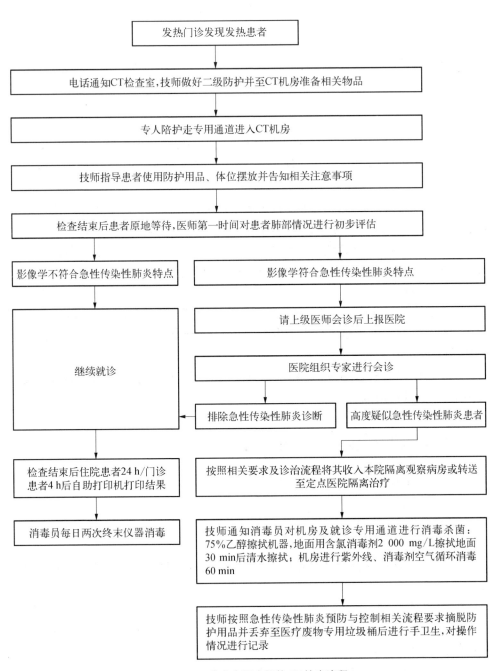

图 3-4-1　非定点医疗机构 CT 检查流程

第五节　超声检查流程

一、普通患者超声检查流程

（一）检查前准备

1. 医务人员

医务人员每次上岗前均需要测量体温，根据一级防护要求穿戴相应的防护用品，经医生通道进入诊室，对超声探头、仪器等做好相关防护。

2. 患者

所有普通患者均分时段预约，减少候诊区域患者密度。分诊处询问患者有无发热、干咳、气促等症状，近期有无疫区居留史或接触史，就诊患者及陪同家属测量体温，遇到发热或可疑患者按照相关流程上报，并另行安排诊疗流程。提醒就诊患者及陪护人员佩戴一次性医用口罩，未佩戴者不得进行检查。

（二）检查流程

（1）患者进入诊间后，超声医师需要核对患者的身份信息和检查部位。

（2）工作过程中严格执行手卫生，在检查过程中尽量减少不必要的交流，降低交叉感染可能。

（3）每位患者检查结束后，使用消毒湿巾对超声探头进行消毒。如果检查床被污染，立刻进行消毒。

二、疑似或确诊患者超声检查流程

（一）检查前准备

1. 医务人员

同本节上文"普通患者超声检查流程"中的医务人员准备。

2. 患者

所有疑似或确诊患者做好相应级别防护，由专人陪同，按规定路线到专用诊间进行检查。

（二）检查流程

（1）患者进入诊间后或超声医师进行床边检查时，超声医师需要核对患者的身份信息和检查部位。

（2）工作过程中严格执行手卫生，在检查过程中尽量减少不必要的交流，降低交叉感染可能。

（3）如果是专机专用，超声仪主机、显示器和操作面板的保护膜建议每天诊疗工作结束后更换；如果不能做到专机专用，建议超声仪主机、显示器和操作面板的保护膜每位患者一换。不论是不是专机专用,超声探头保护套则每位患者一换。

（4）检查结束后,做好检查记录,并对诊室、相关仪器及废弃用品进行全面消毒。

第六节 介入诊疗流程

本节以新冠肺炎疫情期为背景,对介入诊疗流程进行梳理和总结,具体参见图 3-6-1,供各位同道参考。

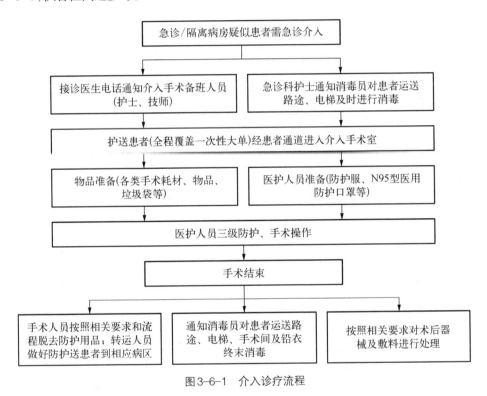

图 3-6-1 介入诊疗流程

一、术前管理

（1）应由院方组织院内专家组和介入科专家,在综合评估肿瘤患者病情、新冠肺炎患者病情和整体生命体征情况下,共同决定是否对疑似或确诊新冠肺炎患者进行急诊介入手术。

（2）应由与患者无密切接触史的家属签署手术知情同意书;家属有密切接触史时,可在隔离状态下进行电话沟通,并录音留作凭证,有条件的医院可通过扫描微信二维码等方式实行电子签名;无家属时按常规流程上报医务处备案。

（3）疑似或确诊新冠肺炎患者转运应保证距离最短、时间最快,途中不得停留。参与转运的工作人员应当着三级防护设备。

（4）应设立专用介入手术室，有条件时使用负压手术室。关闭中央空调。

（5）根据手术类型，术前将手术所需器械、耗材、药品准备齐全，尽量避免术中添加，物品只能由外向手术间内传递；采用一次性手术包、手术器械、辅料及耗材等；DSA球管罩、操作面板罩、铅挡帘罩、手术床单、器械台面单、转运床单等均改为双层套铺，其他物品如输液架、心电监护仪、高压注射器、呼吸机等也需使用一次性塑料薄膜罩套。

二、术中管理

（1）精简手术人员，皮肤有破损者不得参加手术，巡回护士不应离开手术间。

（2）注意手术人员防护，手术人员及麻醉医师均着三级防护，并加戴一层无菌手套。

（3）应严格按照《医疗机构消毒技术规范》进行手术室内消毒。手术前后常规用1 000 mg/L含氯消毒液消毒地面。每例患者用后的医疗器械、器具应当按照《医疗机构消毒技术规范》要求进行清洁与消毒。

（4）手术结束后，手术人员应在手术室外指定隔离区域按照规定脱卸个人防护设备。严格执行《医院隔离技术规范》和《医务人员穿脱防护用品的流程》，正确实施手卫生及穿脱防护用品。

三、术后管理

（1）术后应将患者按照规范路线转运至指定隔离病房，完成后续治疗。

（2）消毒员必须穿隔离衣、戴一次性帽、N95型或以上等级医用防护口罩和一次性手套对手术间物品表面、地面进行消毒清洁及空气消毒。

（3）用双层医疗垃圾袋封口密闭运送所有医疗废物，并加以"新冠肺炎"特殊标志，严格按照《医疗废物管理条例》和《医疗卫生机构医疗废物管理办法》有关规定，进行规范处置。

（4）消毒处理感染手术间完毕后，须与医院感控科联系，进行物体表面和空气采样，结果合格后方可再次使用。

第七节　核医学检查流程

一、核医学影像检查防控流程

核医学影像检查包括γ相机、单光子发射计算机断层扫描(single-photon emission

computed tomography，SPECT）、SPECT/CT、PET/CT、PET/MRI。常规时期，检查程序为受检者进入核医学科（候诊区域）→预约检查→接诊患者→注射前等候→注射显像剂→注射后等候→受检者扫描→扫描后等候→受检者离开核医学科→医师书写并完成检查报告→领取报告（图3-7-1）。

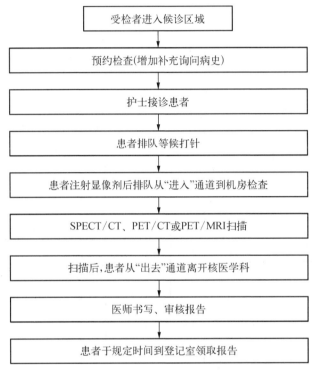

图3-7-1 常规核医学检查流程

急性传染性肺炎疫情期间，需要对受检者进行风险度分层，主要分为普通患者组、潜在风险组，最后为疑似组或确诊组。以新冠肺炎为例，针对不同风险的受检者需采取不同的防控措施和流程（图3-7-2）。值得注意的是，预约环节就需要进行相关流行病学史和临床病史的询问。

二、SPECT/CT、PET/CT中CT部分使用流程

参照第三章第一节定点医疗机构CT检查流程，患者从"进入"通道到SPECT/CT或PET/CT机房进行CT检查，扫描结束后从"出去"通道离开，"双通道"机房可以有效控制不同风险度分层组患者的接触。

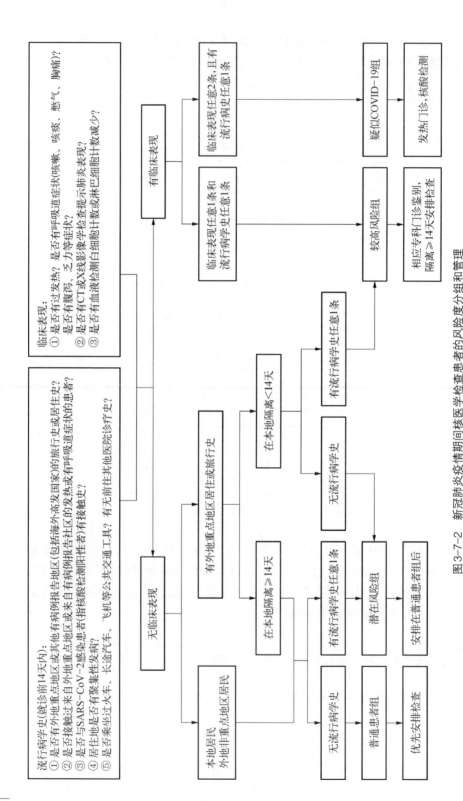

图3-7-2 新冠肺炎疫情期间核查检查患者的风险度分组和管理

外地重点地区指本地以外发病率较高的省（直辖市、自治区），海外国家和地区，根据疫情的阶段、各地区疫情的变化适时调整。COVID-19：新冠肺炎；
SARS-CoV-2：严重急性呼吸综合征冠状病毒2

第八节　疫情缓解期复工体检CT检查流程

急性传染性肺炎疫情缓解期复工体检CT检查流程与处理策略参照疫情期间常规患者CT检查方案及防控措施(参见第三章第一节CT检查流程相关内容)进行,并对参加体检的患者进行分流,如遇发热的体检患者则按照疫情期间发热患者处理流程(参见第三章第一节第七部分检查流程)进行检查(图3-8-1)。

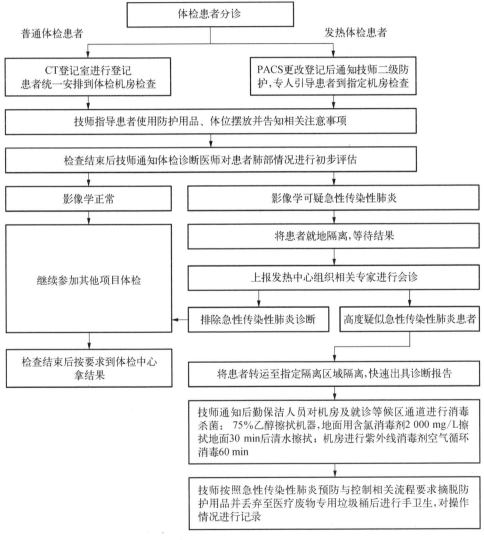

图3-8-1　疫情缓解期复工体检影像学检查流程

(王贝然、王玉涛、赵克开、汪建华、左长京)

本章参考文献

程超,张英英,茅娟莉,等.新型冠状病毒肺炎疫情期间核医学影像检查的患者感染风险分层及防控管理[J].第二军医大学学报,2020,41(04):409-413.

董亮,王春亭,王锡明,等.山东省新型冠状病毒肺炎诊疗专家共识[J].山东医药,2020,60(07):1-5.

来守永,赖声远,刘霄雨,等.胸部CT扫描规范化专家共识[J].中国医疗设备,2020,35(02):185-189.

兰晓莉,孙逊,覃春霞,等.新型冠状病毒感染疫情期间核医学影像检查的工作流程及防护建议[J].中华核医学与分子影像杂志,2020,40:105-107.

刘玉林,陈长春,柯贤柱,等.新冠肺炎防控中方舱CT应用及影像流程设计[J].临床放射学杂志,2020,39(05):846-848.

潘自来,宋琦,姚侃敏,等.新型冠状病毒肺炎防控期间上海市放射诊断质量控制工作的指导意见[J].诊断学理论与实践,2020,19(01):11-15.

宋莉,邹英华,金龙.新型冠状病毒肺炎防疫期间肿瘤患者介入诊疗流程专家共识[J].中国介入影像与治疗学,2020,17(03):129-132.

王洪杰,于霞,王振宇,等.车载移动医用CT方舱在新型冠状病毒肺炎筛查中的研究设计[J].中国医学装备,2020,17(03):160-163.

中华人民共和国国家卫生健康委员会.医疗机构内新型冠状病毒感染预防与控制技术指南(第一版)[J].中国感染控制杂志,2020,19(02):189-191.

中华人民共和国国家卫生健康委员会.消毒剂使用指南[J].中国感染控制杂志,2020,19(02):196-198.

第四章
新型冠状病毒肺炎影像学诊断要点

影像学检查是新冠肺炎诊疗过程中的重要手段,《新型冠状病毒肺炎诊疗方案(试行第七版)》中将"具有肺炎影像学特征"作为疑似病例的诊断标准之一。同时,在解除隔离和出院的标准中,新增加"肺部影像学显示炎症明显吸收"的内容,也体现了影像学检查的重要性。

第一节　新冠肺炎影像学检查方法的选择

一、胸片

新冠肺炎早期病变为肺泡性渗出,表现为GGO。胸片对肺内GGO不能很好显示,漏诊率高,对病变初期或轻型感染者诊断价值不大(图4-1-1)。随着疾病进展,肺内病灶融合成大片状实变影,可表现为局限斑片影或多发实变影,此时胸片

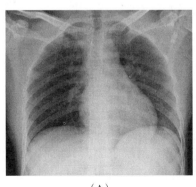
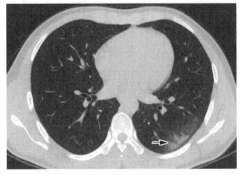

| （A） | （B） |

图4-1-1　新冠肺炎早期胸片和CT影像对照

男,46岁,接触新冠肺炎感染者4天,核酸检测阳性,胸片未显示异常(图A),CT示左下肺胸膜下片状GGO(图B箭头)

• 资料来源:宁波市鄞州人民医院

可以显示病灶,重症者表现为多发病灶,甚至"白肺"(图4-1-2),临床上可能出现严重的低氧血症。重症和危重症患者因病情较重,无法进行CT检查,胸部影像学评估主要依靠床边胸片。因此,胸片是新冠肺炎重症和危重症感染者主要影像学检查方法,病变初期或轻症感染者建议使用CT检查。

胸片上,使用肺野6分区法(即左右两肺各分为上中下3区),新冠肺炎常常累及3个肺野以上,重症和危重症患者常常累及5~6个肺野,表现为分布广泛的斑片影及多发实变影,与SARS重症患者表现类似。病灶分布以两下肺野多见(图4-1-2),可见叶间裂增厚(图4-1-2C)。病情好转后以中上肺野病变吸收为主,肺下野及外带吸收不明显,但病情进展时新增病灶以双下肺野和肺外带为主。重症和危重症患者影像学的改变略晚于临床改变。伴有高血压、冠心病和糖尿病等基础疾病者病死率高,应仔细对照评估胸片情况。若出现白细胞增高伴胸部实变影增加,应警惕合并其他感染的可能;白细胞过低,并且肺部表现为弥漫性病灶者,应警惕重症可能。重症和危重症患者胸腔积液少见,偶见气胸、肺气肿等并发症,可能为气管插管进行高压通气所致。

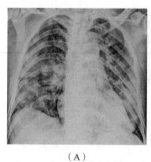 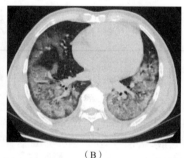 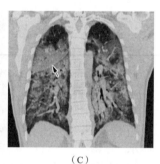

(A)   (B)   (C)

图4-1-2 新冠肺炎(重型)胸片和CT影像

男,52岁,发热伴咳嗽7天,胸片示两肺弥漫性渗出样病变(图A),CT示病灶以两下肺野为主(图B),可见斜裂增厚(图C箭头)

• 资料来源:宁波市鄞州人民医院

二、高分辨率胸部CT检查

胸部高分辨率CT(high-resolution CT, HRCT)可以显示肺基本单位的细微变化。首选容积CT扫描,层厚小于5 mm,1.0~ 1.5 mm薄层重建,横断面、矢状面和冠状面观察有利于早期检出病变,评估病变性质和范围,可以发现包括早期轻微渗出性病变的几乎所有异常。CT检查在新冠肺炎早期筛查、严重程度分级和治疗效果评估等过程中均起到关键作用。胸部CT检查对新冠肺炎检测的敏感性很高(56%~98%),漏诊率极低(2.3%)(图4-1-3),并且可以准确评估治疗前后肺内病灶的细微变化(图4-1-4)。胸部CT检查是新冠肺炎感染者肺部最佳的影像学检查方法。

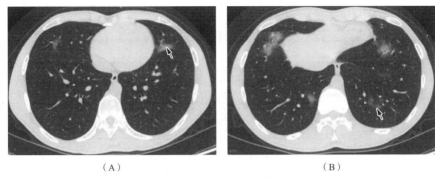

（A）　　　　　　　　　　　　　　（B）

图4-1-3　新冠肺炎胸部HRCT表现：肺部早期轻微渗出性病变

男，22岁，发热伴咳嗽3天余，HRCT清晰显示两肺内胸膜下多发小斑片状淡薄GGO，边界模糊（图A、图B箭头），部分病灶内见血管增粗影，提示病毒性感染

• 资料来源：宁波市鄞州人民医院

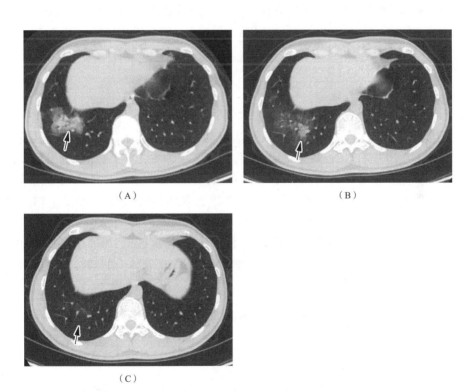

（A）　　　　　　　　　　　　　　（B）

（C）

图4-1-4　新冠肺炎胸部HRCT表现：肺部感染灶及治疗后的吸收变化过程

男，41岁，发热伴咳嗽5天余，核酸检测阳性，HRCT清晰显示右下肺基底段GGO，可见晕征（图A箭头），治疗4天后病灶明显吸收（图B箭头），15天后病灶基本完全吸收（图C箭头）

• 资料来源：宁波市鄞州人民医院

（李强、徐丽莹）

第二节　新冠肺炎不同分期的CT表现

新冠病毒感染人体后,病毒性肺炎的发生率很高,少数成人、儿童患者早期肺部可表现为阴性,大部分患者肺部都出现渗出性病灶。

一、病变部位

约75.2%的新冠肺炎患者双肺受累,25.5%患者所有肺叶、段受累;60.9%的患者下叶病变比上叶多,69.5%患者右肺病变比左肺多;24.8%的患者单侧肺叶受累,以右肺下叶受累最多见(15.6%)。新冠肺炎早期,病灶以肺野中外带和胸膜下、肺底分布为主,也可沿支气管血管束分布。这种分布特点可能的原因是:新冠病毒感染人体后进入Ⅱ型肺泡细胞的主要受体是血管紧张素转化酶2(angiotensin converting enzyme 2,ACE2),该受体在肺内分布以胸膜下和支气管血管束周围为主。重症或危重症患者两肺弥漫分布,危重者累及80%以上的肺组织,呈现"白肺"征象。

二、病变形态

病变在不同时期、不同类型患者中表现为不同的形态,轻型和早期感染者表现为两肺多发斑片状GGO或实变影,以胸膜下区域为主,其间可见血管增粗影,细网格影和铺路石征等。进展期表现为GGO、实变影、结节等多种性质病变共存,以肺野中外带和胸膜下、肺底分布为主。重症患者双肺弥漫性实变,密度不均,其内可见空气支气管征,非实变区可呈斑片状GGO,可伴有叶间胸膜和双侧胸膜增厚,少许胸腔积液等。吸收期病灶范围缩小,数量减少,密度减低,可完全吸收,也可演变为纤维索条影,纵隔内一般无淋巴结肿大。因此,新冠肺炎的胸部CT可呈现多种影像学表现(表4-2-1)。

表4-2-1　新冠肺炎胸部CT多种影像学表现

典型征象	不典型	极不典型
多灶性磨玻璃样影(GGO)	病变呈中心性分布	空洞和钙化
外周及基底分布	肺尖部病灶	树芽征/支气管炎
边界欠清	沿支气管血管周围分布	结节样病灶
血管增粗	淋巴结肿大	肿块样病灶
铺路石征		胸膜增厚
实变影		
反晕征		
网格影		

1. 磨玻璃样影

磨玻璃样影（ground-glass opacity，GGO）是指肺内密度稍增加，但不足以掩盖支气管和血管影，表现为如同磨玻璃的淡薄模糊影。病理基础为肺泡内被渗出物填充、肺泡壁或间质增厚等，CT值约为−600 HU。GGO是新冠肺炎最常见的影像学表现，研究认为，该病变存在于98%的新冠肺炎患者中，通常表现为多灶性、分布于双肺外周，在疾病的早期也可表现为单个病变（图4-2-1）。

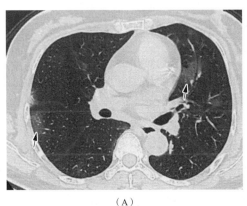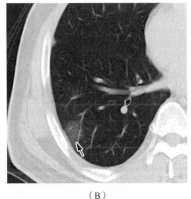

（A）　　　　　　　　　　　　（B）

图4-2-1　新冠肺炎（早期）胸部CT表现：GGO

图A：女，52岁，发热伴咳嗽3天余，HRCT清晰显示两肺内胸膜下多发斑片状GGO，边界模糊（箭头），核酸检测阳性；图B：女，45岁，无明显临床症状，CT筛查提示右下肺单个GGO（箭头），两次核酸检测均阳性，确诊为新冠肺炎

• 资料来源：武汉大学中南医院（图A）；宁波大学医学院附属医院（图B）

2. 实变影

实变影是指当肺泡内空气被病理性液体、细胞或组织取代，肺实质密度增加，导致其内血管和支气管壁的边缘模糊的表现。新冠肺炎患者肺部的实变影可能与肺泡内细胞纤维黏液样渗出物有关，常表现为多灶性、片状或节段性实变影，位于胸膜下或沿着支气管血管束分布（图4-2-2），常见于病变进展期和吸收期。

3. 铺路石征

铺路石征是指增厚的小叶及小叶内间隔呈网格样显示于GGO和实变影背景上，形似胡乱铺砌的石板路的征象（图4-2-3）。铺路石征、GGO和实变影的混合影可提示患者位于进展期和晚期/高峰期。

4. 空气支气管征

空气支气管征的形成原理：病变肺组织内肺泡因病变充填呈现高密度，充气的支气管在高密度背景下呈现低密度管道样结构（图4-2-4）。新冠肺炎的空气支气管影内充填物很可能是胶状黏液而不是空气。该征象出现提示肺部渗出性病灶范围较大，常见于进展期或重症患者。

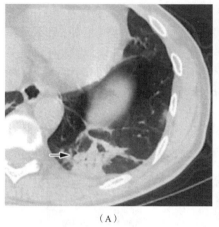
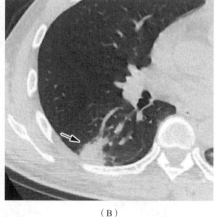

（A）　　　　　　　　　　　　　（B）

图4-2-2　新冠肺炎胸部CT表现：实变影

男，48岁，发热伴咳嗽7天余，核酸检测阳性，HRCT示左下肺后基底段（图A箭头）和右下肺背段呈片状实变影（图B箭头）

• 资料来源：宁波市鄞州人民医院

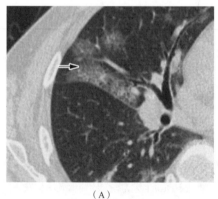
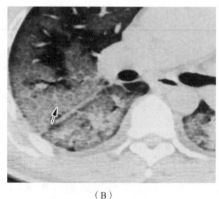

（A）　　　　　　　　　　　　　（B）

图4-2-3　新冠肺炎胸部CT表现：铺路石征

图A：女，45岁，发热伴咳嗽5天余，确诊为新冠肺炎，HRCT示两肺内胸膜下多发斑片状GGO（箭头）；图B：男，57岁，确诊新冠肺炎10天，HRCT示胸膜下病灶呈铺路石征（箭头）

• 资料来源：宁波市鄞州人民医院

5. 气道改变

气道改变包括支气管扩张和支气管壁增厚，发病机制可能是支气管壁的炎性损伤和支气管管腔的阻塞，导致支气管壁结构的破坏、纤维组织的增生、纤维化和牵拉性支气管扩张（图4-2-5）。牵拉性支气管扩张是磨玻璃病灶区域的常见征象之一，提示局部病变的吸收过程。重症患者肺部出现支气管壁增厚的比例较高，或提示预后不良。

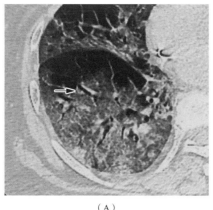
（A）

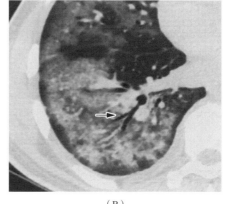
（B）

图4-2-4　新冠肺炎胸部CT表现：空气支气管征

图A：男，52岁，糖尿病患者，确诊新冠肺炎，发热、咳嗽、咳痰8天余，HRCT示右肺大片状GGO，伴少许实变，内见空气支气管征（箭头）。图B：另一新冠肺炎重症患者，右下肺大片实变背景下，空气支气管影清晰可见（箭头）

• 资料来源：武汉大学中南医院（图A）；宁波市鄞州人民医院（图B）

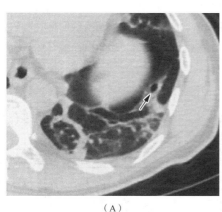
（A）

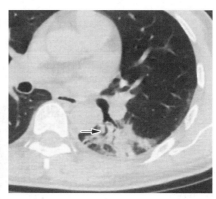
（B）

图4-2-5　新冠肺炎胸部CT表现：气道改变

图A：男，49岁，确诊新冠肺炎，吸收期，左下肺见多发条带状影，局部支气管牵拉性扩张（箭头）；图B：男，46岁，确诊新冠肺炎12天，左下肺见片状高密度影，内可见空气支气管征，局部支气管走行扭曲（箭头）

• 资料来源：宁波市鄞州人民医院

6.胸膜改变

胸膜改变包括胸膜增厚和胸腔积液。胸膜增厚可在约1/3的病例中，尤其是重症、危重症患者中发现（图4-2-6）。新冠肺炎患者胸腔积液较为少见，出现可能提示预后不良。

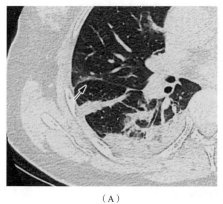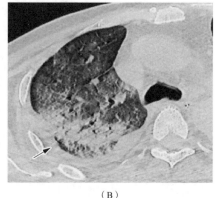

（A） （B）

图4-2-6　新冠肺炎胸部CT表现：胸膜改变

图A：男，58岁，确诊新冠肺炎7天，右侧斜裂胸膜局部增厚（箭头）；图B：男，75岁，糖尿病12年，新冠肺炎重症患者，右侧背侧胸膜增厚（箭头）

• 资料来源：宁波市鄞州人民医院（图A）；武汉大学中南医院（图B）

7. 血管扩张

病变内血管扩张在新冠肺炎的各阶段均可出现，原因可能是炎性病变导致的小动脉充血扩张（图4-2-7）。Luo等经组织解剖进一步证实新冠肺炎主要病理改变为肺泡炎伴上皮细胞增生、萎缩、脱落、鳞状化生，同时伴有小血管增生、血管壁增厚及肺泡明显充血，晚期伴有毛细支气管炎。

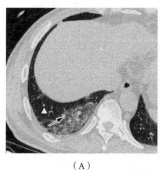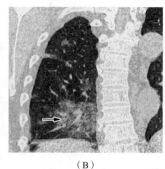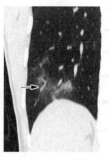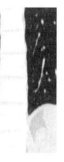

（A） （B） （C）

图4-2-7　新冠肺炎胸部CT表现：病灶区血管扩张

图A、图B：男，55岁，新冠肺炎确诊5天，右下肺见大片状GGO，其内可见血管增粗影（图A白色箭头、图B箭头），直径明显大于同层正常肺内血管（图A黑色箭头）；图C：女，41岁，确诊新冠肺炎7天，右下肺散在GGO，病灶内血管局部增粗（图C箭头）

• 资料来源：宁波市鄞州人民医院

8. 胸膜下线与结构扭曲

胸膜下线为宽1～3 mm的线样影，距离胸膜小于1 cm，并与胸膜平行，约20%的病例有此征象，见于进展期和吸收期，可能与新冠肺炎所致的肺间质水肿或纤维化有关。结构扭曲是由于弥漫性或局限性肺部疾病，尤其是间质纤维化引起的支气管、血管、叶间裂或小叶间隔的异常移位（图4-2-8）。在新冠肺炎中，胸膜下线的形成可导致结构扭曲。

9. 空泡征

空泡征是指肺内含有空气的小间隙，形似小气泡，可能是生理间隙或细支气管的病理性扩张，或与实变吸收过程有关（图4-2-9），常见于吸收期。

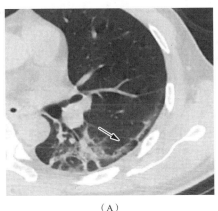
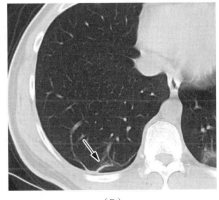

（A）　　　　　　　　　　　　　　　（B）

图4-2-8　新冠肺炎（吸收期）胸部CT表现：胸膜下线与结构扭曲

图A：男，49岁，新冠肺炎吸收期，左下肺多个索条状影，胸膜下可见弧形条带状影（箭头），右下肺部分肺组织结构扭曲；图B：女，38岁，新冠肺炎吸收期，右下肺胸膜下见细条状高密度影（箭头）

• 资料来源：宁波市鄞州人民医院（图A）；宁波市第一医院（图B）

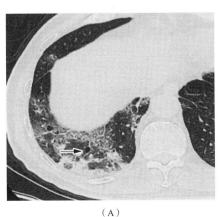
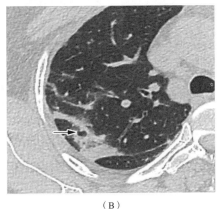

（A）　　　　　　　　　　　　　　　（B）

图4-2-9　新冠肺炎胸部CT表现：空泡征

图A：男，67岁，新冠肺炎危重型，右下肺片状实变和GGO，内夹杂多个空泡征（箭头）；图B：女，54岁，新冠肺炎轻症型，右上肺胸膜下见片状、条索状高密度影，内夹杂小泡状影（箭头）

• 资料来源：武汉大学中南医院（图A）；宁波市鄞州人民医院（图B）

10.晕征及反晕征

晕征,即结节或肿块周围环形GGO,可能为感染后结节周围凝固性坏死或出血导致(图4-2-10A、B)。反晕征,也称为环礁征,为一个焦点圆形的GGO,周围或多或少有一个完整的环状实变影(图4-2-10C、D)。可能是疾病进展使GGO周围发生突变或实变吸收导致中心密度降低导致。

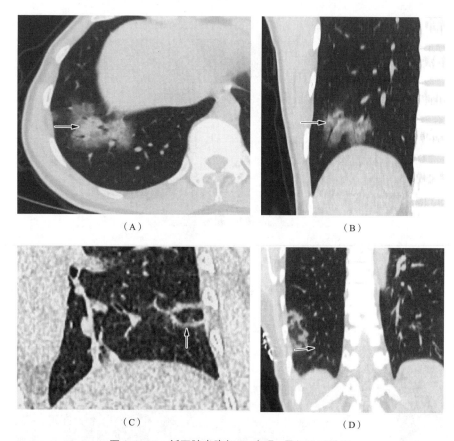

（A）　　　　　　　　　　　　　（B）

（C）　　　　　　　　　　　　　（D）

图4-2-10　新冠肺炎胸部CT表现:晕征及反晕征

图A、图B:男,23岁,发热3天,核酸检测阳性,右下肺片状高密度影,横断位和冠状位病灶中心均可见实变影,呈晕征(图A、图B箭头);图C、图D:女,58岁,确诊新冠肺炎11天,肺部病灶处于吸收期。两下肺胸膜下见环状稍高密度影,中心呈低密度,呈反晕征(图C、图D箭头)

• 资料来源:宁波市鄞州人民医院(图A、图B);武汉大学中南医院(图C、图D)

11.纤维条索影

约50%新冠肺炎患者在吸收期病变吸收后会留下高密度的纤维条索影,其中老年患者更容易留下纤维灶(图4-2-11),该征象常见于病灶吸收后期。

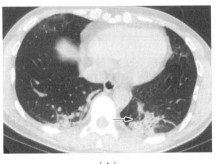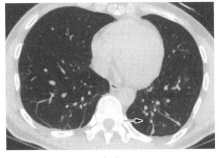

（A）　　　　　　　　　　　　　　（B）

图4-2-11　新冠肺炎胸部CT表现：纤维条索影

女,57岁,确诊新冠肺炎10天,两下肺见片状实变影(图A箭头),治疗20天后复查,两下肺病灶基本吸收,呈条索状瘢痕(图B箭头)

• 资料来源：宁波市鄞州人民医院

三、新冠肺炎胸部CT分期

根据病变进展的时间轴,新冠肺炎的CT表现的时间变化有一定的规律性(图4-1-4)。基于目前的临床实践,根据病变受累的范围和病程,其CT表现分为4个阶段：早期(0～4天)、进展期(5～9天)、晚期/高峰期(10～13天)和吸收期(≥14天)。不同时期肺部病灶影像学表现有一定差异,各期表现如下。

1. 早期(0～4天)

早期多表现为单发或多发的结节状、斑片状GGO,边缘清楚或不清,可见晕征,内部常见增粗的血管穿过(图4-2-12A)。病灶常沿两肺中叶或下叶的胸膜下区或支气管血管束分布(图4-2-12B),可有小叶间隔和小叶内间隔增厚,CT表现

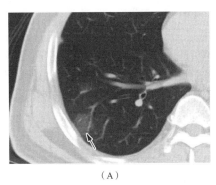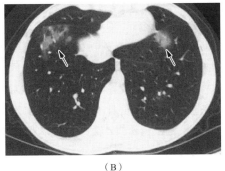

（A）　　　　　　　　　　　　　　（B）

图4-2-12　新冠肺炎（早期）胸部CT表现

图A：女,45岁,无明显临床症状,CT筛查提示右下肺一GGO(箭头),两次核酸检测均阳性,确诊为新冠肺炎早期；图B：男,22岁,发热伴咳嗽3天余,近期有疫区接触史,HRCT示两肺内胸膜下多发斑片状淡薄密度影,边界模糊(箭头),提示新冠肺炎早期

• 资料来源：宁波市鄞州人民医院

为网格影。胸部CT表现常晚于临床症状,少数患者在早期胸部CT为阴性,随着病程进展逐渐出现影像改变。

2. 进展期(5～8天)

在进展期,新冠肺炎的病灶数目、范围和密度同时快速增加,出现铺路石征和实变影,实变病灶内可见空气支气管征。原有GGO或实变影也可融合或部分吸收,融合后病变范围和形态常发生变化,不完全沿支气管血管束分布,也可伴有牵拉性支气管扩张、细支气管扩张、叶间胸膜增厚等征象,胸腔积液等征象则很少见。在这一时期,肺内的GGO和实变影常同时存在并迁延,在新病变形成的同时伴随着部分旧病灶的吸收(图4-2-13)。

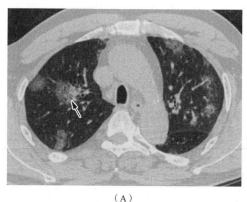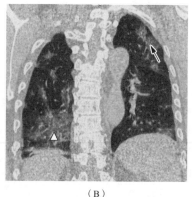

（A）　　　　　　　　　　　　（B）

图4-2-13　新冠肺炎(进展期)胸部CT表现

男,67岁,发热伴咳嗽7天,核酸检测阳性,CT横断位和冠状位示两肺多发斑片状GGO(图A、图B黑色箭头),局部呈铺路石征(图B白色箭头)

• 资料来源:宁波大学医学院附属医院

3. 晚期/高峰期(10～13天)

肺部病灶通常在发病后10天左右达到高峰,可表现为两肺散在分布或弥漫分布密度不均的GGO或实变影,内可见空气支气管征(图4-2-14A)。少数病例进展迅速,呈两肺弥漫性实变影和GGO,表现为"白肺"(图4-2-14B)。晚期/高峰期可见肺亚段的不张,少数可伴有胸腔积液。从进展期到晚期/高峰期,胸部CT上的新冠肺炎病变进展十分迅速,经过3天左右的平台期,随后进入吸收期(图4-2-15)。

4. 吸收期(≥14天)

新冠肺炎一般发病2周后进入吸收期,典型表现为病灶区GGO,少见铺路石征和实变影,提示病灶吸收(图4-2-16)。其中半数患者的肺部会留下少量条索状高密度影,提示局部纤维化(图4-2-17)。少数病例病程较短,其影像学改变可从早期直接发展到吸收期(图4-2-18),并不完全遵从这一规律。

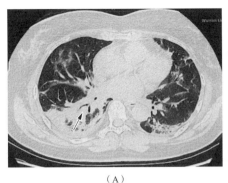
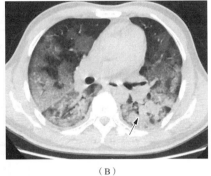

（A）　　　　　　　　　　　　　　　　　（B）

图4-2-14　新冠肺炎（晚期/高峰期）胸部CT表现

图A：女，70岁，确诊新冠肺炎11天，危重症，两肺病灶呈现多发实变影，内可见空气支气管征（箭头），5天后抢救无效死亡；图B：男，57岁，确诊新冠肺炎第10天，两肺见弥漫性GGO和实变影，呈"白肺"征象（箭头）

• 资料来源：武汉大学中南医院（图A）；宁波市鄞州人民医院（图B）

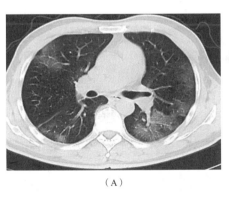
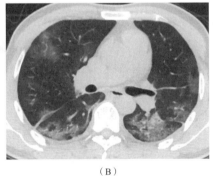

（A）　　　　　　　　　　　　　　　　　（B）

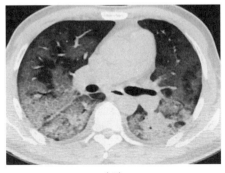

（C）

图4-2-15　新冠肺炎胸部CT表现：早期、进展期、晚期/高峰期各期变化过程

男，57岁，发热伴咳嗽5天，核酸检测阳性，两肺胸膜下多个稍高密度GGO，呈早期表现（图A）；3天后复查，胸部病灶密度增高，范围扩大，斜裂胸膜增厚，呈进展期表现（图B）；7天后病情加重，复查，两肺弥漫性病灶，呈铺路石征（图C），伴有多发实变影，呈晚期/高峰期表现

• 资料来源：宁波市鄞州人民医院

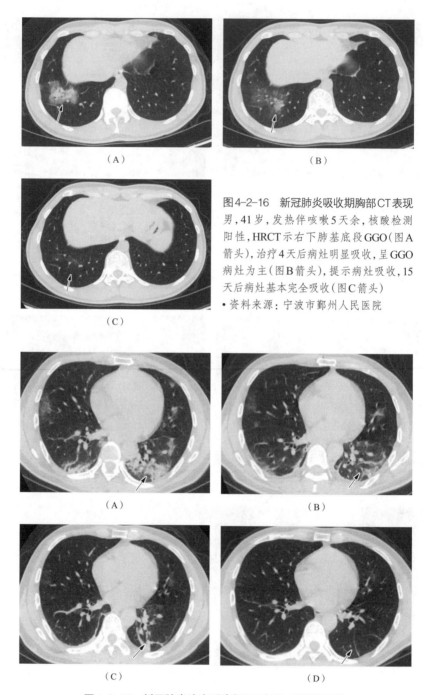

图4-2-16　新冠肺炎吸收期胸部CT表现
男，41岁，发热伴咳嗽5天余，核酸检测
阳性，HRCT示右下肺基底段GGO（图A
箭头），治疗4天后病灶明显吸收，呈GGO
病灶为主（图B箭头），提示病灶吸收，15
天后病灶基本完全吸收（图C箭头）
• 资料来源：宁波市鄞州人民医院

图4-2-17　新冠肺炎治疗后胸部CT表现：局部纤维化
女，51岁，咳嗽伴发热1周，核酸检测阳性，两肺多发GGO，两下肺为著（图A箭头）；
4天后复查，病灶略有吸收（图B箭头）；14天后复查，左下肺少许条片状影残留（图C
箭头）；30天后复查，左下肺病灶完全吸收，仅留条索状纤维化灶（图D箭头）
• 资料来源：宁波市鄞州人民医院

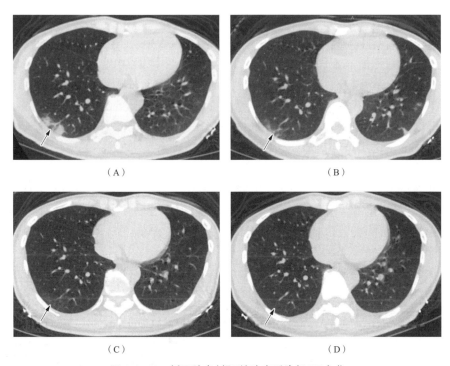

（A）　　　　　　　　　　　（B）

（C）　　　　　　　　　　　（D）

图4-2-18　新冠肺炎（轻型）治疗后胸部CT变化

女,53岁,确诊新冠肺炎5天,右下肺胸膜下小斑片状稍高密度影,边界模糊（图A箭头）;治疗4天后复查,病灶呈现吸收倾向（图B箭头）;10天后复查,呈淡薄GGO（图C箭头）;15天后复查,病灶完全吸收（图D箭头）

• 资料来源: 宁波市鄞州人民医院

（谢东、李强、徐丽莹）

第三节　特殊人群新冠肺炎胸部影像学表现

一、儿童新冠肺炎胸部影像学表现

　　儿童是各类急性传染性肺炎的易感人群。在新冠肺炎疫情中,世界各地儿童感染新冠肺炎报道陆续增多。国内1项对2 143例新冠肺炎患儿流行病学特征和传播动态的回顾性研究的结果表明,仅有1例患儿死亡,且多为轻型病例,严重危重病例（5.9%）明显少于成人（18.5%）。值得注意的是,幼儿,特别是婴儿更容易受到感染。美国的1项研究也表明19岁及以下的患者比例不到1%。因此,总体而言,与成人患者相比,儿童感染新冠肺炎的临床表现相对较轻。主要表现为发热和咳嗽,伴有/或无乏力、肌痛、鼻塞、头痛、恶心、呕吐、腹痛、腹泻等症状,症状较轻,恢复较快,预后较好。大多数报告患儿均有疫源地暴露史和/或明确的家庭感染聚集史,潜伏期一般为1～14天,大多为3～7天发病。其主要传播途径为呼吸道飞沫和接触传播。不同年龄段儿童均可发病,最小发病年龄为刚出生36 h。目前尚不能确定是否存在母-婴垂直传播。新冠肺炎患儿外周血白细胞计数和淋巴细胞绝对数大多正常或减少;C反应蛋白(C-reactive protein, CRP)正常或有一过性轻度升高,降钙素原(procalcitonin, PCT)正常。若CRP、乳酸脱氢酶(lactate dehydrogenase,LDH)和血清铁蛋白明显升高,需警惕病情加重。

（一）CT扫描参数设置

儿童肺部CT扫描参数:管电压80～120 kV,管电流20～100 mA,扫描层厚3～5 mm,重建层厚1 mm,转速0.4～0.5 s,螺间距1.375∶1。患儿仰卧位,头先进,扫描范围从胸廓入口到后肋膈角水平,扫描后重建0.625～1 mm厚度的肺窗和纵隔窗图像。

其他儿童CT检查注意事项详见本书第二章第一节相关内容。

（二）影像学表现

1. 胸片表现

病变早期患儿胸片多无异常表现(图4-3-1),漏诊率较高。除重症无法搬动的患儿需行床旁摄片外,不建议常规胸片检查用于儿童新冠肺炎的筛查。胸片可出现肺纹理增多、增粗、结构紊乱,部分有扭曲,局部肺透亮度不均匀。随着病情的进展,肺门周围支气管壁增厚,可见"袖口征";双肺外带局限性斑片影或多发实变影,严重的患儿可以呈"白肺"改变,胸腔积液少见。

2. CT表现

因患儿大多症状较轻,疾病早期CT无异常表现。随着病情的进展,患儿常见表现为:两肺中外带或胸膜下的局限性病灶,呈条索状、斑片状GGO,部分可呈铺路石征、类支气

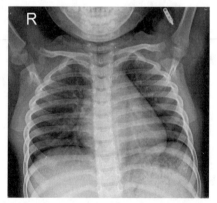

图4-3-1　儿童新冠肺炎胸片
男,3岁4月,无发热及咳嗽。家人有5例为新冠肺炎确诊患者,肺纹理增多、增粗、结构紊乱,部分有扭曲
• 资料来源:宁波市妇女儿童医院

管肺炎改变(图4-3-2),病变内可见空气支气管征,也可多种病变并存。叶间胸膜或相邻胸膜增厚,无明显的胸腔积液及纵隔肺门淋巴结肿大等征象,弥漫性分布亦相对较少。根据肺部受累范围和病灶的表现分为轻型、进展型和重型。

（1）轻型:两肺大小不等的GGO、混合型磨玻璃结节或类支气管炎,多分布在外带和胸膜下(图4-3-3)。

（2）进展型:病变范围较广,累及两肺或多个肺叶,病灶内可出现实变、纤维化,可以多种病灶并存,可出现血管增粗、空气支气管征和铺路石征(图4-3-4)。

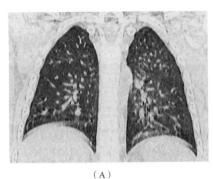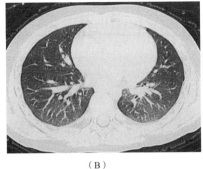

（A）　　　　　　　　　　　　　　（B）

图4-3-2　儿童新冠肺炎胸部CT表现

患儿，6岁，发热1天，接触新冠肺炎患者5天，核酸检测阳性，CT横断位（图A）和冠状位（图B）显示两肺血管纹理增粗，肺野密度升高，未发现局灶性病变
• 资料来源：宁波市鄞州人民医院

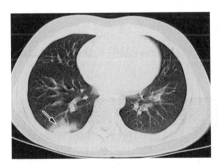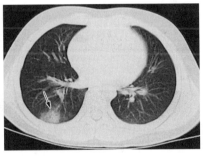

（A）　　　　　　　　　　　　　　（B）

图4-3-3　儿童新冠肺炎（轻型）胸部CT表现

患儿，男，13个月，因间断腹泻、发热6天，呼吸急促半天入院，核酸检测阳性，右下肺斑片状GGO，诊断为新冠肺炎（轻型）
• 资料来源：武汉儿童医院杜慧博士

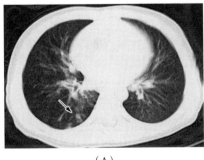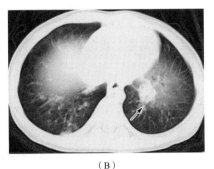

（A）　　　　　　　　　　　　　　（B）

图4-3-4　儿童新冠肺炎（进展型）胸部CT表现

患儿，男，2岁5月，因阵发性咳嗽1周，持续发热5天入院，两肺纹理增多，两下肺见多发斑片状稍高密度影（箭头），诊断为新冠肺炎（进展型）
• 资料来源：武汉儿童医院杜慧博士

（3）重型：两肺弥漫性病灶，密度不均匀，可见大片GGO或实变影，可呈"白肺"，其内可见空气支气管征，相邻胸膜增厚，可有少量胸腔积液或叶间裂积液（图4-3-5）。

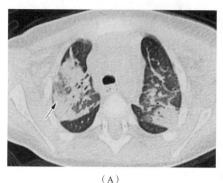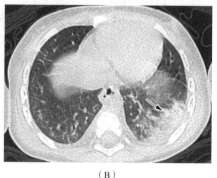

（A）　　　　　　　　　　　　　　（B）

图4-3-5　儿童新冠肺炎（危重型）胸部CT表现

患儿，男，13个月，因间断腹泻、发热6天，呼吸急促半天入院，核酸检测阳性，两肺多发片状实变影，累及多个肺叶（箭头），诊断为新冠肺炎（危重型）

• 资料来源：武汉儿童医院杜慧博士

（三）鉴别诊断

1. 与其他病毒肺炎的鉴别

（1）呼吸道合胞病毒肺炎：感染的高危人群有早产儿或3个月龄以下的婴儿，特别是患有先天性呼吸系统发育畸形、免疫缺陷的患儿。多数病例高热，热程1～4天，呼吸困难，喘憋。病变部位主要位于平滑肌发育较差的细支气管，CT表现为细支气管炎、小叶中央结节、空气潴留等。

（2）流感病毒肺炎：有外周分布的特点，可以有磨玻璃背景下的细小网格，但很快进展为实变影。有的表现为"树芽征"，修复期出现空气潴留。

（3）腺病毒肺炎：最常发生在2岁以下儿童。病初多为39℃以上的高热。早期气道炎症，包括充气不均匀、小叶中心性结节、树芽征和周围GGO等。病变累及细支气管后，将迅速发展并影响肺泡，最终引发肺实质病变，实变出现早，实变区域有网格，因此腺病毒肺炎既累及肺实质又累及间质，表现为肺实质和间质同时受累的影像学征象。

2. 细菌性肺炎

细菌性肺炎一般在发病3天左右血白细胞和中性粒细胞明显升高。常见致病菌为肺炎链球菌、金黄色葡萄球菌、嗜肺军团菌、克雷伯杆菌、流感嗜血杆菌。影像学特征：大叶性肺炎和支气管肺炎，表现为肺叶或肺段的实变影，即片状、斑片状密度增高影，可见空气支气管征，很少出现弥漫性病变。肺萎陷和支气管扩张少见，胸膜渗出多见。

3. 支原体肺炎

支原体肺炎患者年龄多为4岁以上的儿童，体征与影像学表现不一致。CT主要表现气道壁增厚，小叶中心结节及结节周围GGO，部分可能实变，自肺门向外呈扇形分布，胸膜下分布少，易引起气道狭窄。

4.肺部真菌感染

肺部真菌感染的常见致病菌为念珠菌、曲霉菌、隐球菌、组织胞浆菌。如怀疑肺部真菌感染，首先应考虑曲霉菌感染。血管侵袭性曲菌病表现胸膜为基底的楔形实变，形成梗死区病灶、出血、水肿。肺隐球菌病表现为单发或多发结节，肺段或叶的实变绝大多数位于肺外带及胸膜下，伴晕征。在免疫缺陷患儿，肺内短期内出现多发结节或肿块，似肺转移，应考虑真菌感染。

总之，新冠肺炎患儿肺部CT表现多样，部分患儿表现不典型，很难与冬春季节儿童高发的其他肺炎鉴别，需要结合核酸检测和流行病学综合判断，以便早发现、早隔离、早治疗。轻型新冠肺炎患儿预后良好（图4-3-6）。

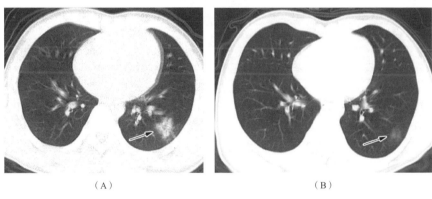

（A） （B）

图4-3-6 儿童新冠肺炎（轻型）胸部CT表现（治疗前后对照）

患儿，男，12岁，父母确诊新冠肺炎，患儿无明显临床症状，首次入院CT检查示左下肺一高密度GGO（图A箭头），诊断为新冠肺炎（轻型）；10天后复查，左下肺病灶基本吸收（图B箭头）

• 资料来源：宁波市妇女儿童医院

（陈金亮、梅海柄、周玉容、李强）

二、新冠肺炎伴糖尿病、高血压胸部CT影像学表现

1.糖尿病

多项研究表明，糖尿病患者对新冠肺炎的易感性更高。有报道称，血糖水平和糖尿病是患者死亡和发病的独立预测因素。中国武汉的一项回顾性研究显示，41例新冠病毒感染者中，32%有基础疾病，20%有糖尿病，糖尿病患者发生新冠病毒感染的风险可能增加，预后较差。为了明确糖尿病是影响新冠肺炎病情进展及预后的危险因素，武汉协和医院的一项研究纳入了174例新冠肺炎患者，收集并分析患者的基本情况、实验室检查、胸部CT检查及治疗措施。结果显示，糖尿病作为

常见的基础疾病,其预后较差。新冠肺炎伴糖尿病者发生严重肺炎、组织损伤相关酶释放、过度不受控制的炎症反应和高凝状态与糖代谢失调相关的风险更高。此外,糖尿病患者炎症相关的生物标志物如IL-6、CRP、血清铁蛋白、凝血指数和D-二聚体等较非糖尿病患者明显升高,提示糖尿病患者更易受到炎性风暴的侵袭,最终导致并且迅速恶化。

新冠肺炎伴糖尿病者肺部影像学与普通患者有一定差异。有研究发现,新冠肺炎伴糖尿病者同期CT表现更为严重,肺部病灶更多,进展更快,CT影像学评分高于普通患者。主要表现为双侧GGO和亚肺段实变影,少数可见胸腔积液,纵隔少见淋巴结增大(图4-3-7)。糖尿病患者因更易受到炎性风暴的侵袭,病情恶化迅速,转为重症和危重症新冠肺炎的比例较一般患者高(图4-3-8),致死率高。

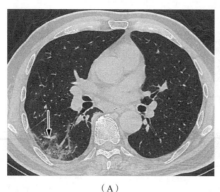 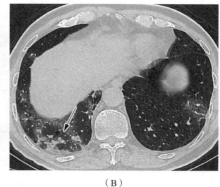

（A）　　　　　　　　　　　　　　（B）

图4-3-7　新冠肺炎伴糖尿病胸部CT表现

男,67岁,2型糖尿病十余年,肌肉酸痛4天,核酸检测阳性,右下肺多发GGO(图A箭头)和亚肺段实变影(图B箭头),诊断为新冠肺炎
• 资料来源:武汉大学中南医院

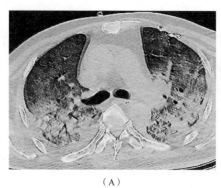 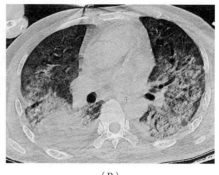

（A）　　　　　　　　　　　　　　（B）

图4-3-8　新冠肺炎(重症)伴糖尿病胸部CT表现

男,55岁,2型糖尿病十余年,发热伴咳嗽1月余,呼吸困难1周,核算检测阳性,两肺弥漫性渗出影,右下肺见大片实变影;入院后病情持续加重,在ICU抢救3天后死亡
• 资料来源:武汉大学中南医院

新冠肺炎伴糖尿病者临床症状更明确，易出现恶心、呕吐等消化道症状，致死率高于非糖尿病新冠肺炎患者（增加16.7%），但没有显著的性别差异。研究发现，新冠肺炎伴糖尿病者入院后胰岛素剂量需求增加，37.5%的患者在入院前口服药物，入院后改为胰岛素治疗；同时，新冠肺炎伴糖尿病者血糖控制较差，更易出现糖尿病并发症，增加死亡风险。合理控制血糖有助于降低糖尿病患者转为重症和危重症的概率，降低死亡率。

2. 高血压

目前研究认为，血管紧张素转化酶2（ACE2）是新冠病毒感染人体后进入Ⅱ型肺泡细胞的主要受体。血管紧张素酶抑制剂（angiotensin-converting enzyme inhibitor, ACEI）和血管紧张素受体阻滞剂（angiotensin receptor blocker, ARB）是常用的抗高血压药，可以提高肺部ACE2的表达水平。因此，高血压患者对新冠肺炎更易感，并且病情容易加重。有研究认为，这部分患者更容易进展为急性呼吸窘迫综合征（acute respiratory distress syndrome, ARDS）或并发其他严重并发症。

新冠肺炎伴高血压者的临床和影像学特点与普通新冠肺炎患者类似，但重症患者的比例高于正常人群，目前尚缺乏大样本的临床研究。大部分新冠肺炎伴高血压者的首发症状仍以发热和咳嗽为主，早期外周血白细胞计数正常或降低，淋巴细胞计数降低；胸部CT典型表现为双肺多发沿胸膜下，以及基底段分布GGO及实变影，可有条索影、增粗血管影、细网格影等多种性质病变共存；结合高血压既往史、流行病学史及核酸检测阳性基本可确诊。新冠肺炎伴轻症高血压者的影像学表现与普通新冠肺炎患者并无太大差异（图4-3-9A），新冠肺炎伴重症高血压者影像学进展快于普通型新冠肺炎患者（图4-3-9B），若同时伴糖尿病等其他慢性消耗性疾病，患者极易转为重型或危重型（图4-3-9C），死亡率增高。

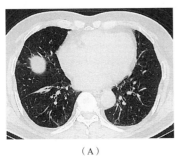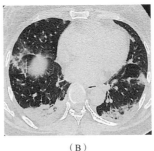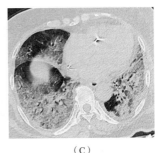

|（A）|（B）|（C）|

图4-3-9　新冠肺炎伴高血压胸部CT表现

图A：女，57岁，发热伴咳嗽数天，双肺胸膜下散在少量GGO，诊断为普通型新冠肺炎；图B：男，85岁，发热伴咳嗽，高血压十余年，双肺胸膜下多发GGO，右侧为著，诊断为重型新冠肺炎，经积极治疗后痊愈；图C：男，70岁，高血压病史，双肺弥漫GGO及实变影，内见空气支气管征，小叶内间隔增厚，双侧胸膜增厚，诊断为危重型新冠肺炎，患者死亡

• 资料来源：武汉大学中南医院

（胡成烽、周玉容、徐丽莹、李强）

三、新冠肺炎伴白血病胸部CT影像学表现

白血病患者免疫力受损,细胞免疫能力下降,较正常人群更易感染新冠病毒。50%~75%的急性白血病患者伴有发热,这与新冠病毒感染不易鉴别。多种类型白血病淋巴细胞产生不足,新冠病毒感染后临床和生化数据容易被部分掩盖,误诊和漏诊的风险较高。白血病患者因骨髓造血功能障碍等因素,个体免疫力下降,感染新冠病毒后更难以产生有效的免疫力以抵抗病毒的袭击,易转为重症或危重症新冠肺炎,增加死亡率。因此,白血病患者在疫情流行期间更应重点防护,避免感染病毒。对于已经感染者应及早治疗,减少转为重症的概率。但也有少数类型白血病患者感染新冠病毒后临床转归与普通患者类似。

新冠肺炎伴白血病者的影像学表现与普通新冠肺炎患者相似,早期CT表现为两肺外带多发的小斑片影和间质性改变,进而发展为双肺多发GGO或浸润影,甚至肺实变("白肺"),胸腔积液少见,轻型新冠肺炎可以无明显病变(图4-3-10)。

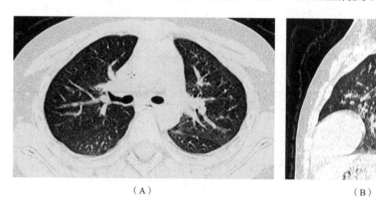

（A） （B）

图4-3-10　新冠肺炎伴白血病胸部CT表现
男,4岁,急性淋巴细胞白血病,无发热、咳嗽等呼吸道感染症状;为入院化疗筛查胸部CT、行核酸检测,核酸检测阳性,CT无明显异常表现
• 资料来源:武汉儿童医院

四、特殊人群新冠肺炎胸部CT影像学表现

1. 高龄人群

高龄人群普遍易感新冠病毒,目前研究显示高龄患者感染率和死亡率均高于普通人群。Zhu等回顾性分析了72例有症状新冠肺炎患者的胸部CT影像学和临床资料,发现最常见的症状是发热和咳嗽,其他症状包括疲劳、呼吸困难、腹痛或腹泻;临床症状严重程度高龄组高于年轻组,尤以消化道症状和咳嗽症状为著。

胸部CT显示高龄组肺部病灶以GGO、实变影、小叶间隔增厚和胸膜下线为主,常伴有空泡征、空气支气管征、血管增粗等。淋巴结增大少见,胸腔积液少见

(仅5例)。高龄组肺部病灶范围和数量高于年轻组；全肺叶受累的比例高于年轻组，年轻组的单叶受累大部分位于右肺下叶；在相同的病程中，高龄患者的疾病进展要快于青年患者；高龄患者的胸膜下线和胸膜增厚的出现率高于青年患者。一般认为胸膜下线的形成是周围支气管炎和肺纤维化引起的肺泡萎缩。新冠肺炎吸收过程中，高龄患者肺顺应性降低，容易出现盘状肺不张，导致胸膜下线的形成。老年人群胸膜增厚发生率高于青年人，增厚的胸膜因病毒侵犯、淋巴回流障碍和胸膜炎症等原因引起，提示高龄患者炎症反应更为严重。

综上所述，高龄新冠肺炎患者临床症状更重，肺部病灶范围更广，更易出现广泛的肺叶受累和间质性改变，更易于出现胸膜下线和胸膜增厚，临床病程更长，死亡率也高于普通人群。

2. 孕妇

关于妊娠期新冠肺炎的临床特点和垂直传播潜力尚不清楚，临床上需要了解孕产妇新冠肺炎是否与普通人群不同，即孕产妇感染新冠肺炎对母体和胎儿有何影响，对母婴的致死率是否更高，是否会发生早产，能否垂直传播给胎儿和新生儿？这些问题对制定孕妇感染新冠病毒的产科治疗原则至关重要。

Liu等对40例孕妇新冠肺炎患者进行分析，发现孕妇临床症状不典型，最初的体温可正常，白细胞增多，中性粒细胞比率升高和淋巴细胞减少，核酸检测假阴性率更高。

胸部CT显示，妊娠期新冠肺炎肺部病灶更多，混合实变更为常见，更易发生肺部损伤。妊娠期新冠肺炎临床症状不典型，实验室检查信息干扰较大，核酸检测假阴性率升高等特点增加临床诊断难度。但妊娠期生理性变化（如膈肌抬高、耗氧量增加、呼吸道黏膜水肿等）增加患者呼吸难度，因此孕妇患新冠肺炎导致呼吸窘迫的风险更高，对于有流行病学史，临床怀疑为新冠肺炎的孕妇，进行低剂量的CT检查有助于提高诊断准确率，但是否选择该项检查需要根据实际情况确定。对孕期3个月以内的孕妇，选择肺部胸膜下超声检查有一定帮助。

3. 晚期恶性肿瘤患者

老年人和恶性肿瘤患者是重型或危重型新冠肺炎的高危因素，但是免疫功能低下是否是重型或危重型新冠肺炎的高危因素仍有争议。目前研究认为，晚期恶性肿瘤患者更易感染新冠肺炎，并且更易进展成为重型或危重型。由于疾病本身的进展和手术、化疗和放疗等治疗的实施，晚期恶性肿瘤患者全身免疫状态较差。吸烟所致的肺癌体内血管紧张素转换酶的表达较高，增加了新冠病毒感染的敏感性，并且容易导致慢性阻塞性肺炎。目前关于晚期肿瘤新冠肺炎患者的研究较少。一项研究显示恶性肿瘤患者感染新冠病毒平均13天达到重型，相比其他患者恶化速度明显加快，且出现重型或危重型的比例增加5倍。

*Lancet Oncology*上刊登的一项研究发现，肺癌患者普遍存在高龄、吸烟、免疫力低、营养状态差和肺部基础状况欠佳等问题，故可能更易感染新冠肺炎，并且极易发展为重型或危重型。肺部肿瘤本身、继发性阻塞性肺炎、慢性阻塞性肺疾病、

药物不良反应导致的间质性肺炎、继发性放射性肺炎等也可表现为GGO、斑片影、实变、小叶间隔增厚和条索状纤维化等,为新冠肺炎伴肺癌者的诊断带来难度。药物性肺纤维化显示为单侧或双侧非特定区域斑片状或弥漫性病灶,表现为GGO、网格影和小叶间隔增厚等;放射性肺炎CT表现与照射野相一致,病变不按肺野和肺段分布;阻塞性肺炎CT表现为近端支气管狭窄伴远端斑片影,以上征象有助于鉴别,最终诊断仍需依赖核酸检测。

4.器官移植患者

免疫低下新冠肺炎患者的CT表现同普通人群基本一致,表现为早期呈现多发小斑片影及间质改变,以肺外带明显,进而发展为双肺多发GGO或浸润影,严重者可出现肺实变,甚至"白肺",胸腔积液少见,轻症病例可以无明显病变。需要与免疫相关性肺炎鉴别,其影像学表现多见磨玻璃结节影或斑片状结节状浸润,主要位于两肺下叶,其次中叶,上叶最少见。免疫相关性肺炎的影像学表现各异,可表现为隐源性机化性肺炎、磨玻璃样肺炎、间质性肺炎、过敏性肺炎和其他非特异性肺炎,需与肺部感染、肿瘤淋巴管扩散、肿瘤肺部进展及弥漫性肺泡出血鉴别。

器官移植后患者为了降低免疫排斥,通常长期口服免疫抑制剂以保持免疫抑制状态,T细胞免疫被显著抑制,容易发生肺部感染。新冠肺炎器官移植患者影像学表现为早期多发小斑片影及间质改变,以肺外带明显,进而发展为双肺多发GGO或浸润影,严重者可出现肺实变,最后吸收呈淡薄GGO或形成纤维条索影。严重的纤维化可能造成不可逆的损害,影响肺功能。

5.艾滋病患者

新冠肺炎伴艾滋病(acquired immune deficiency syndrome,AIDS,全称"获得性免疫缺陷综合征")的报道很少,在亚洲几乎没有相关报道。抗病毒药物被广泛用于治疗人类免疫缺陷病毒(human immunodeficiency virus,HIV)感染的患者,而抗HIV药物被认为是抗新冠病毒的有效药物,因此,接受标准抗HIV药物的艾滋病患者可能并未增加新冠病毒感染的风险,甚至风险可能比普通人群低。新冠肺炎伴艾滋病者的影像学表现与普通新冠肺炎患者表现一致,可以表现为早期、进展期、吸收期的变化。Zhu等人报道一例艾滋病患者感染新冠病毒,但该患者之前并未接受过抗病毒治疗,目前显示两种病毒感染之间没有确定的协同关系。新冠肺炎伴艾滋病的影像学表现和转归仍需进一步研究。

(史燕巧、胡成烽、徐丽莹、李强)

五、新冠肺炎无症状感染者胸部CT影像学表现

在我国新冠肺炎疫情后期,无症状感染者逐渐增多,成为疫情防控的重点和难点。《新型冠状病毒肺炎防控方案(第六版)》指出,新冠肺炎无症状感染者的定义为无临床症状,呼吸道等标本新冠病毒病原学或血清IgM检测阳性者。由于缺

少临床表现,新冠肺炎无症状感染者不易被发现,目前我国发现的新冠肺炎无症状感染者主要是确诊病例或疑似病例的密切接触者,或回国及来华人员。无症状感染者有2种可能,一种是自始至终都是无症状感染者,即查出核酸检测阳性或血清特异性IgM抗体阳性后,随访观察,感染者始终不发病,即真正的无症状感染者,医学上通常称为隐性感染者。另一种无症状感染者是疾病发展过程中的过渡性无症状感染者,即潜伏期患者在出现临床症状前的短暂过程。因此,判定无症状感染者究竟是隐性感染者,还是潜伏期患者,需要动态观察一段时间,看其变化情况。《新型冠状病毒肺炎诊疗方案(试行第七版)》已明确指出新冠肺炎无症状感染者也可能成为传染源。由于新冠肺炎无症状感染者无临床症状,往往造成漏诊,但有传染性,仍会造成一定范围内传播,应引起高度重视。

新冠肺炎无症状感染者的胸部CT表现与有症状感染者相仿,无症状感染者病灶多位于肺外周胸膜下,以下肺叶多见,病灶多累及2个及以上肺叶,主要以GGO为主。GGO的形成可能是由于炎性细胞因子的侵袭引起肺泡壁增厚,肺泡内浆液性炎性渗出所致,随着间质炎性增厚可出现小叶间隔增厚。另有极少数患者胸部CT表现为实变影,这可能是由于患者未出现任何临床症状,前来医院排查时间较晚,炎症在肺泡内炎性渗出增多发展为实变影所致。GGO中合并纤维条索灶的比例较低,目前多认为纤维条索灶的形成是肺组织修复期或缓解期的表现,在部分患者胸部CT复查影像中,纤维条索灶的比例明显高于首次CT检查。

(徐开蔚、李强、汪建华)

第四节　新冠肺炎患者的CT随访策略

根据《新型冠状病毒肺炎诊疗方案(试行第七版)》,患者的出院条件包括:① 体温恢复正常3天以上;② 呼吸道症状明显好转;③ 肺部影像学显示急性渗出性病变明显改善;④ 连续两次痰、鼻咽拭子等呼吸道标本核酸检测阴性(采样时间至少间隔24 h)。当患者满足以上条件者可出院。但是,最近报道发现,少数治愈出院的患者随访复查时,再次出现核酸检测复阳的结果。因此,需要制定进一步的随访和管理计划。

《新冠肺炎出院患者健康管理方案(试行)》中明确提出了新冠肺炎患者的复诊要求,出院患者要按照复诊计划在定点医院进行复诊,一般在患者出院后第2周、第4周进行。各有关医疗机构和集中隔离点要密切关注出院患者健康状况,对老年人和有基础疾病的出院患者要特别加强健康状况监测,一旦发现出院患者出现发热、咳嗽等临床表现,应尽快将其转至定点医院进一步治疗。

而在复诊的检查项目中,由于病毒性肺炎是此次病毒感染最主要的临床表现,肺部病变及其累及范围一定程度反映了疾病的严重程度。因此,CT在疾病治疗随访中也有一定的价值。有研究发现患者入院的基础状态很难判断患者的临床治疗效果,但随访CT的改变趋势却能有效地预测患者的转归。因此,治疗过程中随访CT十分重要,若患者的影像学改变持续加重或反复无常,提示患者预后较差,需要提前干预。反之,若患者随访CT显示病变持续吸收,则提示患者预后较好。

肺部CT扫描简便、快捷、高效,在此次疫情中发挥着不可替代的作用。在住院期间的多次CT检查也引起人们对CT剂量问题的探讨。由于新冠肺炎不同时期的CT表现不同,最近有研究者发现对于早期单发、较小GGO病变采用低剂量的CT扫描相对易出现漏检或者漏诊。而对于早期多发GGO的检出,低剂量CT扫描不影响疾病诊断。因此,新冠肺炎治疗过程需反复多次行CT检查,采用低剂量CT扫描能在保证图像质量同时,对患者可能造成的潜在辐射伤害更小,值得临床推广应用。

具体随访流程图如下:

(1)出院后注意事项:建议出院后继续居家隔离14天(佩戴口罩)、严格清洗洁具、对使用物品消毒。

(2)出院2~3天:进行电话随访。

(3)建议分别于出院1、2、4周到定点医疗机构发热门诊复查血常规、CRP、肝功能、肾功能、血糖、核酸检测、粪便病毒核酸检测、胸部CT平扫。

一、无症状感染者CT随访策略

随着国内本土新发新冠肺炎疫情的有效控制,防控重点转变为"外防输入,内防反弹"。其中隐性感染的无症状感染者,成为防控的重点人群。大多数真正的无症状感染者在观察14天后多数会自动转阴。如为潜伏期的无症状感染者,在观察14天的过程中会逐渐发病,成为确诊病例。两次核酸检测阴性解除集中医学观察后,还要进行两周的健康随访,同时在第2周和第4周要去定点医院进行复查。复查时,是否需要影像学检查尚无定论。一般而言,真正的无症状感染者,会自始至终只是表现为核酸检测阳性,没有症状,肺部CT大多没有肺炎的影像学表现。因此,这类患者复查时如仍无呼吸道症状,且核酸检测结果为阴性,不需要进行影像学检查。如新出现呼吸道症状,复查时建议低剂量胸部CT扫描。

二、出院复阳者CT随访策略

当前,世界各地陆续报道新冠肺炎出院患者发现核酸检测转阳的现象。造成患者出院后检测再次出现阳性结果的原因主要有以下几点。

(1)试剂盒灵敏度不佳。

(2)采集样本自身质量的影响。

(3)标本病毒含量过低或者标本中病毒核酸分解,也可能造成检测结果假阳性。

由于复阳患者的出现,《新型冠状病毒肺炎诊疗方案(试行第七版)》在试行第六版的基础上将出院标准的第4条更新为"痰、鼻咽拭子等"呼吸道标本核酸检测连续两次阴性,同时加入了血清学检测。国家卫生健康委的解读是,因为新型冠状病毒特异性IgM抗体多在发病3～5天后阳性,IgG抗体滴度恢复期较急性期有4倍及以上增高。因此,考虑到"复阳"的可能性,除了增加检测的严格性,出院患者仍不能直接回家,所有的出院患者均需要集中隔离观察14天,并在隔离期满时进行咽拭子和粪便同时检测阴性时才能解除隔离,之后居家隔离14天,在出院满4周时再进行复诊复查,包括病毒核酸检测和胸部CT检查,必要时可考虑低剂量胸部CT扫描。

三、新冠肺炎伴其他疾病患者CT随访策略

对于新冠肺炎伴糖尿病、白血病及其他免疫力低下的患者,出院后居家隔离14天,建议在患者出院后第1、2、4周到定点医疗机构进行一次CT复查。在家注意合理膳食,适量运动以提高免疫力。除此之外,社区应加强社区随访,在患者出院3天内应进行电话随访,7天内应进行一次入户面对面随访。对患者存在的问题进行讲解,满足患者的健康咨询要求,并提醒患者根据病情及时复诊。复查时患者没有呼吸道症状,且核酸检测结果阴性,一般不需要影像学检查。

四、新冠肺炎患儿CT随访策略

与成年人相比,儿童的辐射敏感性更高,CT检查的辐射会增加发生潜在疾病的风险。因此,对于儿童新冠肺炎患者,如需要做CT检查,建议适当降低辐射剂量,同时,做好性腺等器官的防护措施。患儿出院后,如临床表现正常及核酸检测结果阴性,不建议做CT检查。

(许金山、徐开蔚、李强、汪建华)

第五节　新冠肺炎胸部CT影像学诊断报告分类系统解读

胸部CT是新冠肺炎感染者最佳的胸部影像学检查方法。新冠肺炎感染者肺部改变依据患者年龄、免疫状态、是否伴有基础疾病等影像学征象差异较大,早期新冠肺炎与流感病毒肺部感染、肺部间质性疾病的渗出、社区获得性肺炎的CT表现有一定重叠。在"金标准"核酸检测结果出来之前,精准的影像学分类有较大应用价值:① 可以有效区分新冠病毒感染或是其他感染,为疫情防控分流提供依据,便于及时采取有效的防控措施;② 有助于肺部疾病治疗效果的精确评价;③ 有利于将不同时期、不同类型患者科学归类,精准分析,提高影像学诊断的准确性。

基于胸部CT是新冠肺炎感染者最佳的胸部影像学检查方法，一些影像学专家提出应建立新冠肺炎胸部CT影像学诊断报告分类系统，以便疫情精准防控和临床诊疗。这一系统应建立在良好的CT图像质量上，尽量避免呼吸运动伪影等技术因素的干扰。建议使用不超过1 mm厚度，HRCT重建；初次检查并不建议低剂量CT检查；复查患者可考虑选用低剂量CT检查。

一、新冠肺炎胸部CT影像学诊断报告分类系统（荷兰）

为方便评估和诊断，荷兰影像学专家依据新冠肺炎患者临床症状、肺部病灶特点和核酸检测结果等，制定了新冠肺炎胸部CT影像学诊断报告分类系统（以下简称"荷兰分类系统"）将新冠肺炎胸部CT检查结果分为六类（表4-5-1）。

表4-5-1　荷兰分类系统

影像分类	胸部CT表现	感染可能性
CO-RADS-1	肺内正常或非感染性病变	无
CO-RADS-2	肺部其他感染	低
CO-RADS-3	肺部感染，但不确定是否存在新冠肺炎	不确定
CO-RADS-4	肺部感染，提示新冠肺炎	高
CO-RADS-5	典型的新冠肺炎肺部感染征象	非常高
CO-RADS-6	肺部感染或无感染，但PCR阳性	阳性

以下是根据荷兰分类系统，结合本书编委所在医院的病例，进行分析和解读，供参考（图4-5-1～图4-5-6）。

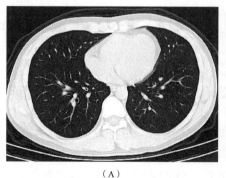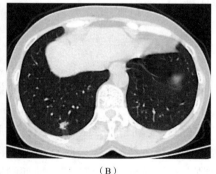

（A）　　　　　　　　　　　　　　　　（B）

图4-5-1　荷兰分类系统：CO-RADS-1

图A：男，62岁，发热2天，两肺内结构清晰，未发现感染性病灶，也未发现肺水肿、结节病、恶性肿瘤等非感染性疾病；图B：女，67岁，右肺下叶后基底段实性结节，周围"毛刺征""分叶征"明显，诊断为浸润性腺癌。两例根据荷兰分类系统：均为CO-RADS-1

• 资料来源，宁波市鄞州人民医院

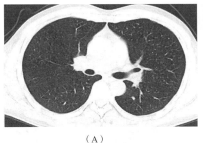
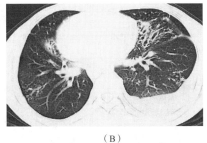

（A）　　　　　　　　　　　　　　　　（B）

图4-5-2　荷兰分类系统：CO-RADS-2

图A：男，17岁，发热伴咳嗽3天，两肺弥漫细支气管炎，伴有"树芽征"；图B：女，58岁，慢性支气管病变十余年，两肺多发支气管壁增厚，伴支气管周围渗出性炎症。肺内存在其他感染，新冠病毒的可能性较低。两例根据荷兰分类系统：均为CO-RADS-2

• 资料来源：宁波市鄞州人民医院

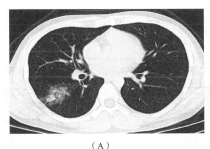
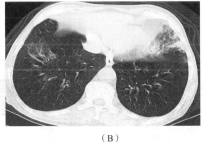

（A）　　　　　　　　　　　　　　　　（B）

图4-5-3　荷兰分类系统：CO-RADS-3

图A：男，47岁，发热7天余，右肺下叶背段可见小片状高密度影，密度不均匀；图B：男，58岁，左上肺舌段和右下肺基底段见片状GGO。两例均支持感染性病变，但不确定是否为新冠肺炎。两例根据荷兰分类系统：均为CO-RADS-3

• 资料来源：宁波市鄞州人民医院

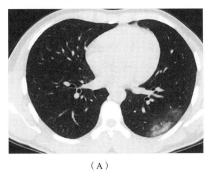
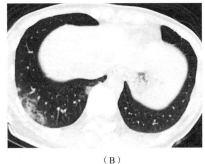

（A）　　　　　　　　　　　　　　　　（B）

图4-5-4　荷兰分类系统：CO-RADS-4

图A：女，50岁，疫区接触史，发热6天，左下肺胸膜下片状GGO，边界模糊；图B：男，51岁，与图A患者为夫妻，发热伴咳嗽3天，右下肺胸膜下散在片状GGO。两例均有流行病学史，肺部可疑的病毒性肺炎，但并非十分典型，高度提示新冠病毒感染。两例根据荷兰分类系统：均为CO-RADS-4

• 资料来源：宁波市鄞州人民医院

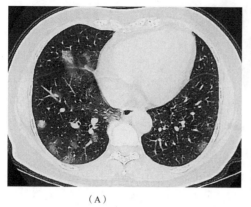
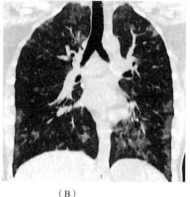

（A）　　　　　　　　　　（B）

图4-5-5　荷兰分类系统：CO-RADS-5

图A：男，67岁，两肺多发感染，以胸膜下为主；图B：女，33岁，两肺胸膜下多发GGO，伴有间质性改变，符合典型的新冠肺炎征象。两例根据荷兰分类系统：均为CO-RADS-5

• 资料来源：武汉大学中南医院（图A）；宁波市鄞州人民医院（图B）

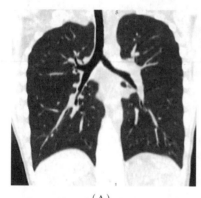
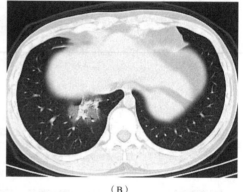

（A）　　　　　　　　　　（B）

图4-5-6　荷兰分类系统：CO-RADS-6

图A：男，12岁，核酸检测阳性，但CT示肺内无感染；图B：女，35岁，核酸检测阳性，右下肺感染，符合病毒性肺炎征象。两例根据荷兰分类系统：均为CO-RADS-6

• 资料来源：宁波市鄞州人民医院

二、新冠肺炎胸部CT影像学诊断报告分类系统（宁波市医学会放射学分会）

　　荷兰分类系统建立在图像质量较好的基础之上，并且不包括随访复查的患者。浙江省宁波市医学会放射学分会提出了新冠肺炎胸部CT影像学诊断报告分类系统（以下简称"宁波分类系统"），对新冠肺炎的CT图像进行了更详细的分类（表4-5-2，图4-5-7～图4-5-12）。

　　与荷兰分类系统相比，宁波分类系统考虑了CT图像质量（COVID-19-0）和确诊患者CT随访复查情况（COVID-19-F），更有利于精准分类。

表4-5-2 宁波分类系统

影像分类	胸部 CT 表现	临床意义
COVID-19-0	图像质量达不到诊断要求,建议重拍	阴性
COVID-19-1	可以明确排除病毒性肺炎	阴性
COVID-19-2	无流行病史,但可明确诊断其他感染或疾病	难以确定
COVID-19-3	有肺部急性渗出性病变,无明确流行病学史,但根据影像改变和已知的临床表现,不能排除新冠肺炎	偏向阳性
COVID-19-4	有肺部急性渗出性病变,有明确流行病学史,结合临床表现,确诊新冠肺炎	阳性
COVID-19-F	确诊患者CT随访复查	治疗后评估

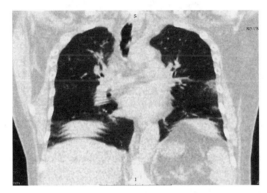

图4-5-7 宁波分类系统:COVID-19-0

呼吸伪影大,图像质量达不到诊断要求,需重新扫描

• 资料来源:宁波大学医学院附属医院

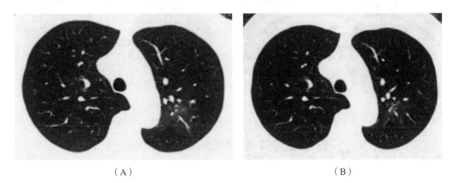

(A)　　　　　　　　　　　　　(B)

图4-5-8 宁波分类系统:COVID-19-1

左上肺尖后段见一GGO,2年前存在同样的病灶,可以明确排除病毒性肺炎

• 资料来源:宁波市医学会放射学分会

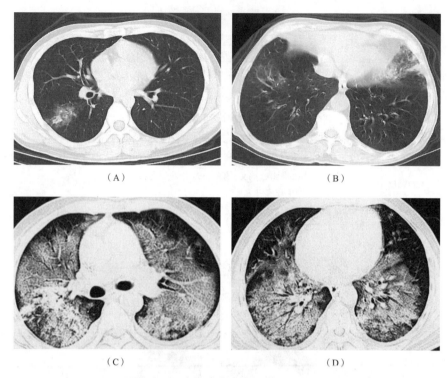

（A） （B）

（C） （D）

图4-5-9　宁波分类系统：COVID-19-2

图A：右下肺社区感染性肺炎；图B：两下肺少许GGO，左上肺舌段慢性细菌感染；图C、图D：肺泡性肺水肿，两肺以肺门为中心大片状渗出影，呈"蝶翼状"改变

• 资料来源：宁波市鄞州人民医院

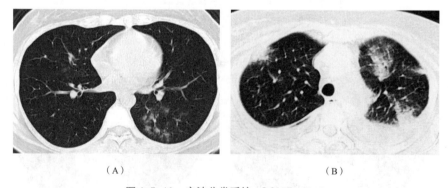

（A） （B）

图4-5-10　宁波分类系统：COVID-19-3

肺部急性渗出性病变，无明确流行病学史，但根据影像改变和已知的临床表现，不能排除新冠肺炎

• 资料来源：宁波市鄞州人民医院

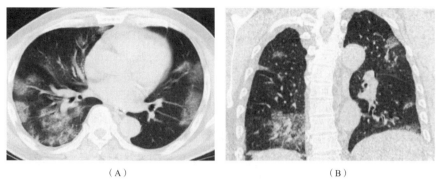

（A）　　　　　　　　　　　　　　（B）

图4-5-11　宁波分类系统：COVID-19-4

肺部急性渗出性病变,有明确流行病学史,结合临床表现,诊断新冠肺炎

• 资料来源：武汉大学中南医院

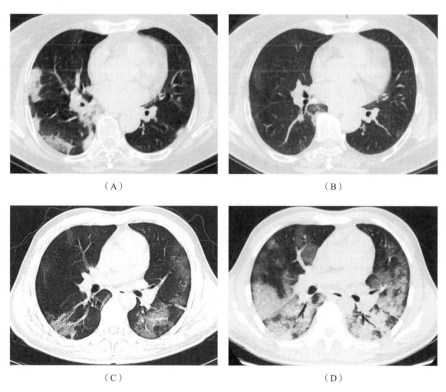

（A）　　　　　　　　　　　　　　（B）

（C）　　　　　　　　　　　　　　（D）

图4-5-12　宁波分类系统：COVID-19-F

图A、图B：女,54岁,两侧胸膜下多发斑片状影,呈间质样改变(图A),3周后病灶明显吸收
(图B);图C、图D：男,47岁,两下肺胸膜下多发片状高密度影,呈间质样改变(图C),2周
后病灶进展明显(图D);病灶明显进展>50%,应及时报危急值

• 资料来源：宁波市鄞州人民医院

宁波分类系统的其他建议：

（1）按疫情流行阶段"宁过勿漏"原则，须将COVID-19-3纳入危急值管理范畴，以迅速启动相关临床专科专家紧急会诊，并建议行短期胸部LDCT复查。

（2）COVID-19-4即影像学确诊病例，须立即启动危急值上报和院内防控应急处置预案。疫情流行期间，胸部CT检查发现有肺部急性渗出性病变，且满足以下任何一项者，即可确定为COVID-19-4：① 有明确流行病学依据，临床无明确的细菌性肺炎及其他致病依据；② 有新冠肺炎的影像学特点，不论有无流行病学依据。

（3）宁波分类系统仍有一定缺陷：肺部病灶为阴性的感染者、儿童等CT表现归为COVID-19-0，此时应以核酸检测为准。

（4）随访复查的病例，当肺部影像学显示24～48 h内病灶明显进展>50%，应及时报危急值，提醒临床医生按重型处理。

（5）确诊病例的胸部LDCT随访应遵循辐射实践正当化、辐射防护最优化、个人剂量当量限值三原则。

三、新冠肺炎CT影像报告模板

新冠肺炎CT影像报告模板参见图4-5-13。

新冠肺炎CT影像报告

姓名：   性别：   年龄：   申请科室：
门诊号/住院号：   影像学检查号：   检查日期：
病史：
既往史：
实验室检查结果：

影像学表现分布					
右肺	上叶	尖段□	后段□	前段□		
	中叶	外侧段□	内侧段□			
	下叶	背段□	内基底段□	前基底段□	外基底段□	后基底段□
左肺	上叶	尖后段□	前段□	上舌段□	下舌段□	
	下叶	背段□	内基底段□	前基底段□	外基底段□	后基底段□
分布特点	胸膜下□	弥漫□	支气管血管束周围□			
病变征象						
肺部病变	GGO□	实变□	网格影□	血管增厚□	铺路石征□	
其他征象	反晕征□	树芽征□	结节□	条索影□	空洞□	
伴随征象	胸膜增厚□	胸腔积液□	气胸□	纵隔淋巴结肿大□		
肺部其他疾病相关征象						
影像学诊断与分级						
0级□	1级□	2级□	3级□	4级□	F级□	
其他诊断						

图4-5-13 新冠肺炎CT影像报告模板

（李强、周玉容、徐丽莹、汪建华）

第六节　方舱CT在新冠肺炎诊断中的应用

方舱医院收治的患者都是确诊新冠肺炎的轻型和普通型患者,收入院前在定点发热门诊已行CT检查,进入方舱医院后需要进行CT复查的患者主要包括以下几类。

(1)病情持续不缓解甚至加重:如发热、咳嗽、呼吸困难等症状持续或加重。

(2)有其他基础疾病需要评估病情,如支气管扩张、慢性支气管炎合并肺气肿等。

(3)经过治疗患者已初步达到出院标准,即体温正常连续3天以上,呼吸道症状明显好转,核酸检测阴性时,需行CT检查以确定肺部病变有无明显吸收。对于病情加重的患者,可当日安排CT检查;其余患者采取预约制,前一天下午由方舱医院内各医疗组提供拟行CT检查的患者名单,放射科需合理安排患者检查时间,减少患者在候诊区域及检查场所的等待时间。

武汉大学中南医院根据上级安排,接管武汉城市客厅方舱医院。该院配备了的方舱式应急专用CT——方舱CT。该款创新型影像设备抗疫性能优秀,在方舱医院住院患者的临床分型、疗效评价和出院评估等环节均发挥了重要作用。

一、方舱CT在新冠肺炎临床分型中的应用

根据《新型冠状病毒肺炎诊疗方案(试行第七版)》,新冠肺炎的临床分型分为以下四型。

1. 轻型

临床症状轻微,影像学未见肺炎表现。

2. 普通型

具有发热、呼吸道等症状,影像学可见肺炎表现(图4-6-1)。

3. 重型

成人符合下列任何一条:

(1)出现气促,RR ≥ 30次/分。

(2)静息状态下,指氧饱和度 ≤ 93%。

(3)动脉血氧分压(PaO_2)/吸氧浓度(FiO_2) ≤ 300 mmHg(1 mmHg = 0.133 kPa)。肺部影像学显示24～48 h内病灶明显进展 > 50%者按重型管理。

4. 危重型

符合以下情况之一者:

(1)出现呼吸衰竭,且需要机械通气。

(2)出现休克。

(3)合并其他器官功能衰竭需ICU监护治疗。

方舱医院收治的患者主要是轻型和普通型患者,胸部CT有无肺炎表现是区分

轻型和普通型患者的关键。同时,普通型患者的肺部病变若在24~48 h内明显进展>50%,则按重型处理(图4-6-2)。

由于方舱医院医疗设施相对简陋,无法满足重型及危重型患者的救治,因此方舱CT需要及时发现这类病情加重的患者,并尽早转诊到定点医院进行更好的救治。

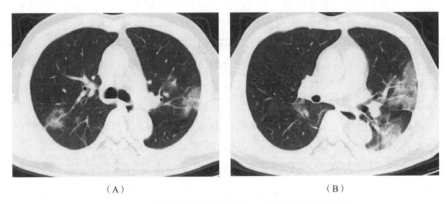

（A）   （B）

图4-6-1   新冠肺炎（普通型）方舱胸部CT诊断表现

男性,57岁,新冠肺炎(普通型),收入方舱医院,CT平扫肺窗见双肺胸膜下及支气管血管束周围多发大小不等GGO(图A),以左肺明显(图B)

• 资料来源:武汉大学中南医院

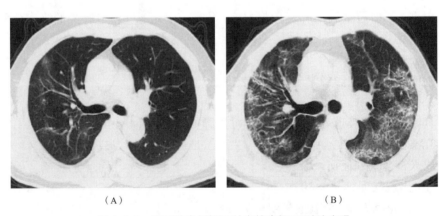

（A）   （B）

图4-6-2   新冠肺炎（普通型）方舱胸部CT随访表现

男,67岁,新冠肺炎(普通型),收入方舱医院(图A),2天后,双肺病变明显进展,临床症状加重,进展为重型(图B),紧急转诊至新冠肺炎定点收治医院行进一步治疗

• 资料来源:武汉大学中南医院

二、方舱CT在新冠肺炎疗效评价中的应用

方舱医院收治的新冠肺炎患者,均按照临床分型进行相应的中医或中西医结合治疗,在治疗过程中,除了临床症状体征的评估和血液生化检查等,胸部CT也是

评价患者治疗效果的有效手段。治疗前后胸部CT的变化一定程度上能反映患者的治疗效果,为临床诊疗决策提供依据(图4-6-3)。

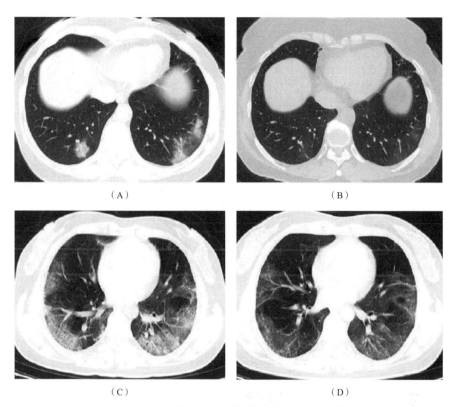

（A）　　　　　　　　　　　　　　（B）

（C）　　　　　　　　　　　　　　（D）

图4-6-3　新冠肺炎（普通型）方舱胸部CT表现

图A、图B：女,48岁,确诊新冠肺炎（普通型）,收入方舱医院,经中西医联合治疗后病变明显吸收;治疗前双肺下叶胸膜下可见实变影及GGO(图A),治疗10天后,双肺下叶病变基本吸收消散(图B);图C、图D：男,68岁,确诊新冠肺炎（普通型）,收入方舱医院,经中西医联合治疗后病变部分吸收;治疗前,双肺胸膜下可见弧形GGO(图C),治疗12天后,双肺胸膜下病变部分吸收(图D)

• 资料来源：武汉大学中南医院

三、方舱CT在新冠肺炎出院评估中的应用

根据《新型冠状病毒肺炎诊疗方案（试行第七版）》中规定了患者出院标准为同时满足以下四项：① 体温恢复正常3天以上；② 呼吸道症状明显好转；③ 肺部影像学显示急性渗出性病变明显改善；④ 连续两次痰、鼻咽拭子等呼吸道标本核酸检测阴性（采样时间至少间隔24 h）。

新冠肺炎急性渗出性病变主要包括GGO、实变影或混合影,可伴有肺泡间隔及小叶间隔增厚。符合出院标准中的影像学评估标准可包括以下几种情况：① 病变完全吸收，双肺未见明显病变（图4-6-4A、B）；②原有渗出性病变吸收消散，仅残留淡薄云雾状GGO（图4-6-4C、D）、肺内条索影或胸膜下弧形纤维条索影（图4-6-4E）。

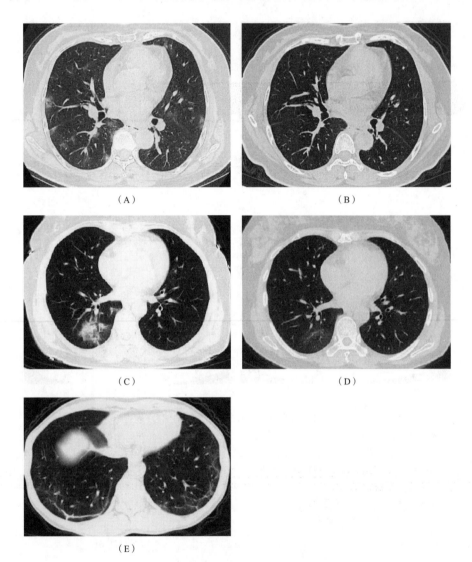

（A）　　　　　　　　　　　　　　　　（B）

（C）　　　　　　　　　　　　　　　　（D）

（E）

图4-6-4　新冠肺炎方舱胸部CT表现：出院评估

图A、图B：女，66岁，确诊新冠肺炎（普通型），收入方舱医院，发热3天时肺胸膜下可见斑片状GGO（图A），治疗14天后，双肺胸膜下病变完全吸收，呈正常肺部CT表现（图B）；图C、图D：女，46岁，确诊新冠肺炎（普通型），收入方舱医院；治疗前，右肺下叶胸膜下可见片状混合GGO（图C），治疗10天后，右肺下叶胸膜下病变基本吸收，仅残留少许淡薄斑片状GGO（图D）；图E：女，51岁，确诊新冠肺炎（普通型），收入方舱医院；中西医结合治疗16天后，急性渗出性病变明显吸收，仅残留胸膜下弧形纤维条索影

• 资料来源：武汉大学中南医院

（徐丽莹、李强）

第七节　人工智能在新冠肺炎CT影像学诊断中的应用

对疑似患者进行大规模的、快速筛查和检测是新冠肺炎疫情防控的关键，包括X线和CT检查在内的影像学诊断大幅提升了对疑似患者的确诊效率，在疫情防控中发挥了重要作用。人工智能（artificial intelligence，AI）结合医学影像则进一步提高了影像学诊断的效率，降低了一线医务人员超负荷的工作压力。在国内已有多家公司的AI辅助诊断系统被应用于战疫一线，在临床全流程中为医生提供了强大助力，从多个角度体现了AI技术的优势。

在新冠肺炎疫情中AI赋能医学影像的应用场景，包括无接触医学影像学扫描、影像检测与分割、影像定量分析与诊断等，展现了AI在新冠肺炎防控过程中不可或缺的重要作用。在影像数据采集环节，基于AI的视频处理与分析技术可以帮助医生完成自动化扫描过程，减少技师与患者的直接接触；在影像学鉴别诊断环节，基于AI的图像分析技术可以批量处理X线和CT图像，准确、快速地提供患者的肺炎感染影像学量化评估，从而提高医生的工作效率；基于AI的计算机辅助平台则在患者的病程监控和随访过程中进一步辅助和支持医生进行临床决策。

一、具备环境感知的智能无接触医学影像学扫描

以深度学习为代表的AI技术在医学影像领域中发展迅速，与高度依赖人工的传统影像学检查相比，AI可提供更安全、准确、高效的解决方案。在抗疫一线工作的医务人员，采集医学影像的过程中不可避免地要接触疑似患者。传统的影像学检查流程中，医务人员需在扫描间中指导患者调整身体和姿态，协助控制室中的技师完成影像采集，在密切接触患者的过程中感染病毒的风险很高；在AI的支持下，具备环境感知的智能无接触式自动扫描可以将医患间的接触和感染风险降低到最小。配备AI辅助扫描系统的CT设备，能够准确识别佩戴口罩的患者的头部及全身位置信息，实现智能定位和摆位。在患者摆位和扫描过程中，医务人员无须进入扫描间，从而有效降低医患交叉感染的风险。

目前很多品牌的X线和CT设备都配备了用于监护患者的摄像头，为非接触式的医学影像采集提供了硬件基础。医务人员可以利用摄像头实时观察和指导患者摆位。但仅凭摄像头的2D视角，技师无法获取准确的扫描参数和适当的扫描范围。基于AI算法可以实现扫描流程自动化，利用三原色（red green blue，RGB）传感器、时间飞跃（time-of-flight，TOF）压力成像和远红外（far infrared ray，FIR）热成像设备等提供患者信息，AI自动识别出患者的身体和姿态，并进一步估算最佳扫描参数（如扫描起止点、等深点等）。基于AI赋能的视觉传感器，人体的解剖结构结合点可以通过二维和三维关键点检测算法从视频图像中分析和提取。AI算

法定位的解剖结构结合点或关键点包括颈部、肩膀、肘部、脚踝、手腕和膝盖等。通过采用3D网格技术进行对人体三维模型和关键点的描述和定义，AI可以辅助对齐患者与扫描中心减小放射剂量、提高成像质量。

在疫情期间无接触扫描已被应用到紧张繁忙的CT检查中，基于参数化人体模型的方法可有效解决遮挡问题，保证关键点精度并有效推断出患者的3D姿态。更准确的人体定位和参数化测量实现了对佩戴口罩患者的无接触的医学影像学检查。如图4-7-1所示，患者进入到检查室后由语音引导在扫描床上摆好体位，技师可通过扫描间窗口、房顶放置的和CT设备内置的摄像头进行实时监控，AI算法即自动执行3D体位检测和人体3D网格重建，基于关键点等信息计算扫描范围、扫描中线等扫描参数，辅助医生完成影像扫描和采集。

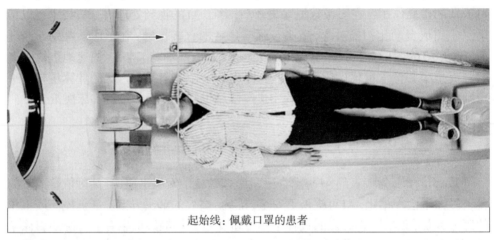

起始线：佩戴口罩的患者

（A）

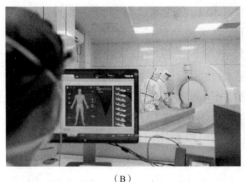

（B）

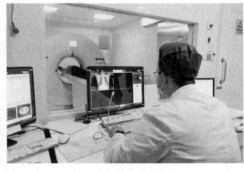

（C）

图4-7-1　具备环境感知的智能无接触CT扫描系统

具备环境感知的智能无接触CT扫描系统，基于移动CT平台在AI的帮助下实现自动化、无接触影像采集，基于3D位姿估算和AI得到的网格模型，计算患者身体部位、扫描范围和中心线，并转换为控制信号的扫描参数。动态跟踪检测移动的（佩戴口罩）患者（图A），扫描间和控制室完全独立，避免了医务人员与患者的不必要接触（图B、图C）

二、AI赋能医学影像处理

上文已述AI可赋能成像设备辅助技师实现无接触扫描,同时AI还可以辅助放射科医生实现智能阅片,减轻医生阅片工作负担。自CT检查被作为新冠肺炎确诊依据以来,疑似患者的CT检查量呈井喷式增长。确诊患者做1次CT检查会产生约400幅CT图像,这意味着放射科医生的巨大工作量。通过AI影像检测与分割技术对影像进行分析,辅助医生阅片可大幅减轻医生的工作强度。

1. 肺区与肺炎病灶分割

病灶检测与分割是新冠肺炎图像处理与分析中的必要步骤。AI算法可对胸部影像(X线和CT)中的目标区域(包括左右肺、支气管和气管、病变区域等)进行描绘,以支撑后续的定量计算和病情评估。利用深度学习技术对病灶区域进行分割,采用的深度神经网络分割模型有经典的U-Net、UNet++和VB-Net。与CT检查相比,X线的使用在社区获得性肺炎的影像学检查中更为常用,但是由于肋骨在2D投影中影响了软组织的对比度,基于X线图像的肺炎病灶分割任务更具挑战性。目前新冠肺炎分割算法主要是基于U-Net及其变体模型在CT图像中对目标区域进行分割。表4-7-1展示了目前应用于新冠肺炎AI影像分割算法的模型。

表4-7-1　新冠肺炎AI影像分割算法模型汇总

文　献	模　态	模　型	目标区域	应　用	备　注
Zheng et al.	CT	U-Net	肺	诊断	伪标签弱监督方法
Cao et al.	CT	U-Net	肺 ——— 病灶	量化分析	
Huang et al.	CT	U-Net	肺 ——— 肺叶 ——— 病灶	量化分析	
Qi et al.	CT	U-Net	肺叶 ——— 病灶	量化分析	
Gozes et al.	CT	U-Net/ Commercial Software	肺 ——— 病灶	诊断	综合二维与三维方法
Li et al.	CT	U-Net	病灶	诊断	
Chen et al.	CT	UNet++	病灶	诊断	
Jin et al.	CT	UNet++	肺 ——— 病灶	诊断	分割与分类联合

（续表）

文　献	模　态	模　型	目标区域	应　用	备　注
Shan et al.	CT	VB-Net	肺 肺叶 肺段 病灶	量化分析	人在回路
Narin et al.	CT	Commercial Software	肺 病灶 气管 支气管	量化分析	

2. 深度神经网络分割模型

针对新冠肺炎图像的分割任务依据感兴趣区域可分为两类：肺部和病变区域的分割。应用的分割算法包括经典的U-Net架构，更为复杂的U-Net++模型，以及包含残差结构的V-Net和注意力机制来获取更为精细的目标区域分割结果。待分割的肺部区域包括：左右肺、肺叶和其他区域（背景或肺段）。由于较小病灶的形状和纹理复杂，病变区域的分割具有挑战性。

获得鲁棒性好的分割网络模型需要大量有经验医生的标注数据作为金标准，而在新冠肺炎疫情暴发期间，医疗资源的极度紧张导致无法获得充足的标记数据。为解决这一瓶颈问题，有研究人员利用"人在回路"的策略，将人类的经验知识融合到检测流程中，训练VB-Net模型获得精细的分割结果，同时在迭代中加入与放射科医生的交互，从而实现训练样本的持续更新以提升分割模型的鲁棒性；还有研究人员利用放射科医生给出的信息作为初始种子来辅助U-Net模型分割感染区域。此外，包括注意力机制和弱监督学习的方法也被用来提升模型的分割效果。

精确的病变区域分割可以支持对病变程度的精准量化分析，让医生能更全面和客观地评估患者病情严重程度。同时，肺部病变区域的分割与量化指标可辅助医生开展个性化诊疗和预后评估。

三、AI赋能医学影像学鉴别与诊断

X线和CT检查被广泛应用到抗疫一线，在疫情暴发期间大量疑似患者急需快速的诊断，使得短期内医学影像学诊断人员相对紧缺。同时，新冠肺炎与其他肺炎在影像上的相似表现更需要医生具有丰富的经验和诊断能力。此时，AI可以辅助医生对患者病情进行判断，实现更高效、更准确的诊断，减少患者的重复检查次数。AI能够秒级完成气管、支气管、肺叶、肺段以及病灶的自动化分割，自动标记病灶，

并计算每一肺段病灶区的感染比例,为医生提供详尽的患者肺部感染指标,可将 5～10 min的CT阅片过程缩短至1 min以内,阅片效率提升近10倍。

1. 基于X线和CT影像的AI辅助诊断

X线和CT影像都能为AI辅助诊断提供有效信息,其中包括胸片中的异常分析、基于CT影像的新冠肺炎与其他社区获得性肺炎的分类,同时还包括病情严重性评估的辅助手段。表4-7-2展示了目前新冠肺炎AI辅助诊断系统的最新研究,涉及分类诊断、严重性评估等方面。

表4-7-2　新冠肺炎AI辅助诊断系统相关研究汇总

文　献	模　态	患　者	任　务	方　法	结　果
Ghoshal et al.	X线	70 新冠肺炎 其他	分类:新冠肺炎/ 其他	CNN	92.9%(Acc.)
Narin et al.	X线	50 新冠肺炎 50 正常	分类:新冠肺炎/ 正常	ResNet50	98.0%(Acc.)
Zhang et al.	X线	70 新冠肺炎 1008 其他	分类:新冠肺炎/ 其他	ResNet	96.0%(Sens.) 70.7%(Spec.) 0.952(AUC)
Wang et al.	X线	45 新冠肺炎 931 Bac. Pneu. 660 Vir. Pneu. 1203 正常	分类: 新冠肺炎/ Bac. Pneu./ Vir. Pneu./ 正常	CNN	83.5%(Acc.)
Chen et al.	CT	51 新冠肺炎 55 其他	分类:新冠肺炎/ 其他	UNet++	95.2%(Acc.) 100%(Sens.) 93.6%(Spec.)
Zheng et al.	CT	313 新冠肺炎 229 其他	分类:新冠肺炎/ 其他	U-Net CNN	90.7%(Sens.) 91.1%(Spec.) 0.959(AUC)
Jin et al.	CT	496 新冠肺炎 1385 其他	分类:新冠肺炎/ 其他	CNN	94.1%(Sens.) 95.5%(Spec.)
Jin et al.	CT	723 新冠肺炎 413 其他	分类:新冠肺炎/ 其他	UNet++ CNN	97.4%(Sens.) 92.2%(Spec.)
Wang et al.	CT	44 新冠肺炎 55 Vir. Pneu.	分类:新冠肺炎/ Vir. Pneu.	CNN	82.9%(Acc.)
Song et al.	CT	88 新冠肺炎 100 Bac. Pneu. 86 正常	分类:新冠肺炎/ Bac. Pneu./ 正常	ResNet-50	86.0%(Acc.)

（续表）

文　献	模　态	患　者	任　务	方　法	结　果
Xu et al.	CT	219 新冠肺炎 224 Influ.–A 175 正常	分类：新冠肺炎/ Influ.–A/ 正常	CNN	86.7%（Acc.）
Li et al.	CT	468 新冠肺炎 1551 CAP 1445 Non–pneu.	分类：新冠肺炎/ CAP/ Non–pneu.	ResNet–50	90.0%（Sens.） 96.0%（Spec.）
Shi et al.	CT	1658 新冠肺炎 1027 CAP	分类：新冠肺炎/ CAP	RF	87.9%（Acc.） 90.7%（Sens.） 83.3%（Spec.）
Tang et al.	CT	176 新冠肺炎	严重程度评估	RF	87.5%（Acc.） 93.3%（TPR） 74.5%（TNR）

注：Bac.Pneu.：细菌性肺炎（bacterial pneumonia）；Vir.Pneu.：病毒性肺炎（viral pneumonia）；Influ.–A：甲型流感（influenza–A）；Non–pneu.：非肺炎（non–pneumonia）；CAP：社区获得性肺炎（community acquired pneumonia）；Acc：精确度（accuracy）；Sens：灵敏度（sensitivity）；Spe：特异度（specificity）；TPR：真阳率（true positive rate）；TNR：真阴率（true negative rate）。

2. 基于 CT 图像的新冠肺炎辅助诊断

（1）新冠肺炎与非新冠肺炎的分类算法：目前已有多篇关于区分新冠肺炎与非新冠肺炎的研究文献。Chen 等基于 51 个新冠阳性病例和 55 个阴性病例的数据集训练一个 UNet++ 分割模型，验证结果显示分类准确率达到了 95.2%。另一项研究显示基于 540 个病例（313 个阳性和 229 个阴性）训练的 U-Net+3D CNN 网络框架，敏感度和特异度分别达到了 90.7% 和 91.1%。Jin 等利用 1 136 个病例数据（723 个阳性和 413 个阴性）训练一个 UNet++ 和 ResNet50 的分类网络框架，敏感度和特异度已分别达到 97.4% 和 92.2%。

（2）新冠肺炎与其他类型肺炎的分类算法：普通肺炎特别是病毒性肺炎的影像学表现与新冠肺炎相似，如果 AI 算法可以区分新冠肺炎和其他病毒性肺炎，将具有更大的临床价值。因此，一项研究利用 99 个肺炎患者数据（44 个新冠肺炎和 55 典型病毒性肺炎），训练了一个 3 D 的 CNN 分类模型，在测试集上的准确率为 73.1%。Song 等训练了一个基于深度学习的辅助诊断系统（DeepPneumonia），ResNet50 模型在一个 275 个病例（88 个新冠肺炎，101 个细菌性肺炎和 86 个健康人）组成的数据集上取得了较好的效果：区分新冠肺炎和细菌性肺炎的准确率为 86.0%；区分新冠肺炎与健康人的准确率达到 94.0%。

（3）新冠肺炎严重程度分级评估：对于新冠肺炎患者的严重程度分级评估对诊疗计划的制定具有重要指导意义。Tang 等提出了一个基于随机森林算法（RF）的严重程度评估模型，利用 VB-Net 分割模型提取病灶、肺叶和肺段等区域，然后基于分割结果提取的量化特征训练RF模型，在176个阳性患者的病例数据上达到了87.5%的准确率。

3. 新冠肺炎患者的随访评估

AI能自动匹配患者接受治疗前后的肺炎病灶，量化比较治疗前后炎症占比和炎症成分变化（图4-7-2），辅助评估病情进展与治疗效果，缓解了医生需肉眼对比前后两次影像的负担。AI辅助诊断系统还具有病情严重程度分级和重症危重症预测功能，可对胸部CT图像每一层面的小结节、GGO和实变影进行自动识别、标注及定量分析，结合分析患者的吸氧频率、血氧饱和度、酸碱平衡、肝功能、凝血功能等，从而综合预测患者发展为重症、危重症的概率和时间，有利于医生及时判断病情并进行干预，降低患者死亡率。

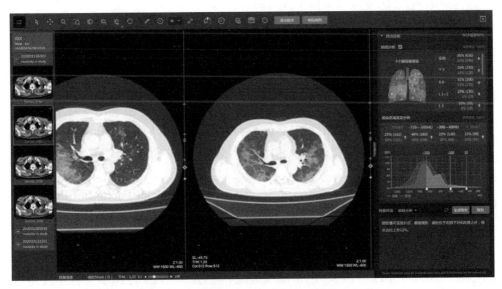

图4-7-2　基于精准量化评估的新冠肺炎随访评估

自动匹配治疗前后影像学检查的肺炎病灶；量化评估指标包括病灶的体积、密度、分布等，便于医生同步查看和比较，辅助医生评估患者的病程和恢复情况

AI的应用有助于降低感染风险，保障医务人员的安全。同时，AI能够帮助提高检查的准确性，减少患者的重复检查次数。除了应用于影像学检查之外，AI还能够与接触史、临床数据、实验室数据、生化指标、核酸检测结果等进行关联学习，来进一步提高检查的准确性并减少重复检查。

四、新冠肺炎AI辅助诊断系统在国内外临床应用概况

自《新型冠状病毒肺炎诊疗方案（试行第五版 修正版）》中，将影像学检查结果作为当时湖北省临床诊断标准后，国内AI公司快速投入研发力量开发AI辅助

诊断系统,大力推广AI技术辅助一线临床医生,助力疫情防控。

1. 国内临床应用情况

国内多家AI公司如联影智能、深邃医疗、依图医疗、商汤科技、平安科技、腾讯、阿里达摩院等基于原有技术积累,在第一时间研发AI系统并迅速覆盖各大医疗机构,助力医生对CT影像进行阅片、分型和辅助诊断等,大幅提高了临床医生的诊断效率。随着数据的积累,AI算法和软件流程不断升级,系统的稳定性和检出率不断提高,成为医生的好帮手。AI辅助新冠肺炎诊断,主要应用在CT图像的精准定量和定性的分析:通过智能阅片,减轻人工阅片工作量从而降低漏诊率;通过客观准确的定量分析,辅助医生准确判断病情,助力随访评估;通过建立分类与预测模型,智能识别新冠肺炎、病毒性肺炎和其他肺部疾病;通过配合操作指南智能辅助人员培训,为医务人员提供了强大助力。

目前,多家公司开发的新冠肺炎AI辅助诊断系统已在华中科技大学同济医学院附属同济医院(武汉同济医院)、华中科技大学同济医学院附属协和医院(武汉协和医院)、武汉大学中南医院、武汉火神山医院、武汉雷神山医院等抗疫一线医院部署。除此之外,AI辅助诊断系统还在上海、北京、浙江、江苏、辽宁、山东、陕西、四川、重庆、天津、吉林等省(直辖市、自治区)的医院部署。AI辅助诊断系统在临床使用过程中,展现了高灵敏度的病灶检测和高精确性的病灶分割,系统有效地辅助了放射科医生对患者病灶的诊断和评估,并提升了医生的阅片效率。

2. 国外临床应用情况

欧洲医学影像信息学会(European Society of Medical Imaging Informatics,EuSoMII)提出了"新冠肺炎影像AI倡议(Imaging COVID-19 AI Initiative)"计划,该计划旨在联合欧洲新冠肺炎感染国家的多中心医院和机构的数据,开发自动的新冠肺炎诊断,检测以及量化工具。开发的AI工具可以部署在所有的合作医院和机构,目前已经与来自许多欧洲国家(包括学术医院和非学术医院)的20多个合作伙伴达成协议。参与的医院来自意大利和西班牙受影响最严重的地区,以及德国、比利时、荷兰和英国等国家和地区。同时北美放射学会(Radiological Society of North America,RSNA)也已经宣布与该计划合作,协作开发AI工具。

3. AI辅助系统需要更大的投入

新冠肺炎患者可合并重度呼吸窘迫综合征、心肌损害、凝血功能异常,肾脏损伤、肝脏损伤等多脏器损害,以及中枢神经系统受累。随着对新冠肺炎患者的解剖和病理学研究逐步展开,临床亟待深入开展对新冠肺炎患者影像学表现的研究,因此利用CT、MR等多模态影像对不同临床阶段的新冠患者的多脏器损伤开展探索研究具有较大临床意义。此次疫情期间多家AI公司在短时间内开发出新冠肺炎AI辅助诊断系统,主要基于长期的技术储备和持续的研发投入。因此我国需要在医疗AI领域加大投入,持续强化AI研究与技术储备。

五、新冠肺炎相关AI数据集

AI算法的开发和训练离不开数据的支撑,下面总结了目前公开的AI数据集。

J. P. Cohen, P. Morrison, and L. Dao, "新冠肺炎 image data collection," arXiv 2003.11597, 2020. 其中包含了123张X射线数据集。

J. Zhao, Y. Zhang, X. He, and P. Xie, "COVID-CT-Dataset: A CT scan dataset about 新冠肺炎," 2020. 包含了288个CT切片患者病例。

Coronacases Initiative 在网站 https://coronacases.org 上分享确诊病例的相关数据。

网站 http://medicalsegmentation.com/covid19/ 提供了新冠肺炎CT分割数据集,包含60位患者的100个轴切面数据。

虽然这些数据的数量和质量还远远不能满足AI算法的需求,但随着人们对于疫情的认识的提升和数据的汇总整理,相信更多的数据会源源不断地被整理开放出来。

(沈定刚)

本章参考文献

邓芷晴,张笑春,李一荣,等.胸部CT筛查在新型冠状病毒肺炎暴发早期的价值[J].中华放射学杂志,2020,(05):430-434.

黄璐,韩瑞,于朋鑫,等.新型冠状病毒肺炎不同临床分型间CT和临床表现的相关性研究[J].中华放射学杂志,2020,(04):300-304.

李游江,胡瑛瑛,张晓东,等.七例2019冠状病毒病(COVID-19)普通型患者出院后病毒核酸随访结果[J].浙江大学学报(医学版),2020,49(02):270-274.

刘海峰,张东友,阳义,等.新型冠状病毒肺炎首次胸部高分辨率CT影像分析[J].中华放射学杂志,2020,54(04):292-295.

陆权,王雪峰,钱渊,等.儿童病毒性肺炎中西医结合诊治专家共识[J].中国实用儿科杂志,2019,(10):801-807.

陆雪芳,龚威,王莉,等.新型冠状病毒肺炎初诊临床特征及高分辨率CT影像表现[J].中华放射学杂志,2020,4(04):296-299.

吕志彬,关春爽,闫铄,等.CT在预测新型冠状病毒肺炎临床分型转变中的价值[J].中华放射学杂志,2020:54(06):544-547.

马慧静,邵剑波,王永姣,等.新型冠状病毒肺炎儿童高分辨率CT表现[J].中华放射学杂志,2020,54(04):310-313.

申昆玲,姜毅,徐保平,等.儿童新型冠状病毒感染诊断、治疗和预防专家共识(第一版)[J].中华实用儿科临床杂志,2020,35(02):81-85.

时胜利,陈琬,郑斌.儿童肺部真菌感染的影像诊断[J].医学影像学杂志,2016,26(02):356-359.

孙倩莱,李作超,谭夏林,等.一起新型冠状病毒肺炎聚集性疫情调查[J].实用预防医学,2020,

27（04）：389–392.

汪建华，陈一平，刘炜.医学影像技术与临床应用［M］.天津：天津科学技术出版社,2017.

王艳芳，陈建普，王翔.新型冠状病毒肺炎无症状感染者的CT影像分析［J］.武汉大学学报（医学版）,2020,41（03）：353–356.

肖艳，张炜，陈薇，等.低剂量CT扫描在新型冠状病毒肺炎检查中的应用研究［J］.临床放射学杂志,2020,39（05）：849–852.

萧毅，郭佑民，刘士远.医学影像在新型冠状病毒肺炎诊治中的作用及思考［J］.中华放射学杂志,2020,54（04）：266–268.

邢点金，范晨烨，刘昊，等.儿童CT检查辐射剂量最优化问题初探［J］.泰山医学院学报,2020,41（01）：72–75.

应纪祥，冉兴无，钟莉.新型冠状病毒肺炎大流行形势下对糖尿病诊疗的思考［J］.成都医学院学报,2020：1–8.

余成成，瞿静，张烈光，等.广州地区新型冠状病毒肺炎的高分辨率CT表现与临床特点［J］.中华放射学杂志,2020,54（04）：314–317.

袁新宇.儿童细菌性肺炎影像特点及其临床价值［J］.中国实用儿科杂志,2018,33（09）：28–31.

赵东赤，金润铭，刘智胜，等.湖北省儿童新型冠状病毒感染诊疗建议（试行第一版）［J］.中国当代儿科杂志,2020,22（02）：96–99.

中华医学会儿科学分会,《中华儿科杂志》编辑委员会.儿童2019新型冠状病毒感染的诊断与防治建议（试行第一版）［J］.中华儿科杂志,2020,58（03）：E004.

中华医学会放射学分会.新型冠状病毒肺炎的放射学诊断：中华医学会放射学分会专家推荐意见（第一版）［J］.中华放射学杂志,2020,54（04）：279–285.

中华人民共和国国家卫生健康委员会.新型冠状病毒肺炎诊疗方案（试行第七版）［EB/OL］.http://www.nhc.gov.cn/yzygj/s7653p/202003/46c9294a7dfe4cef80dc7f5912eb1989/files/ce3e6945832a438eaae415350a8ce964［2020–03–03］.

中华人民共和国卫生部.医院隔离技术规范［J］.中华医院感染学杂志,2009,19（13）：1612–1616.

中华中医药学会儿童肺炎联盟.儿童肺炎支原体肺炎中西医结合诊治专家共识［J］.中国实用儿科杂志,2017,32（12）：881–885.

Achilles F, Ichim AE, Coskun H, et al. Patient MoCap: Human pose estimation under blanket occlusion for hospital monitoring applications［C］. Medical Image Computing and Computer Assisted Intervention, 2016: 491–499.

Bai HX, Hsieh B, Xiong Z, et al. Performance of radiologists in differentiating COVID–19 from viral pneumonia on chest CT［J］. Radiology, 2020: 200823.

Booij R, Budde RPJ, Dijkshoorn ML, et al. Accuracy of automated patient positioning in CT using a 3D camera for body contour detection［J］. European Radiology, 2019, 29(04): 2079–2088.

Bullock J, Luccioni A, Hoffmann Pham K, et al. Mapping the landscape of artificial intelligence applications against COVID–19［J］. arXiv, 2020.

Cao Y, Xu Z, Feng J, et al. Longitudinal assessment of COVID–19 using a deep learning-based quantitative CT pipeline: Illustration of two cases［J］. Radiology: Cardiothoracic Imaging, 2020, 2: e200082.

Casas L, Navab N, Demirci S. Patient 3D body pose estimation from pressure imaging［J］. International Journal of Computer Assisted Radiology & Surgery, 2018, 14(03): 517–524.

Chen HJ, Guo JJ, Wang C, et al. Clinical characteristics and intrauterine vertical transmission potential of COVID−19 infection in nine pregnant women: a retrospective review of medical records[J]. Lancet, 2020, 395(10 226): 809−815.

Chen J, Qi T, Liu L, et al. Clinical progression of patients with COVID−19 in Shanghai, China[J]. Journal of Infection, 2020, 80(05): e1−e6.

Chen J, Wu L, Zhang JL, et al. Deep learning-based model for detecting 2019 novel coronavirus pneumonia on high-resolution computed tomography: A prospective study[C]. MedRxiv, 2020.

Chen S, Liao E, Shao Y. Clinical analysis of pregnant women with 2019 novel coronavirus pneumonia [J]. Journal of Medical Virology, 2020: 1−6.

Chen Z, Xiong H, Li JX, et al. COVID−19 with post-chemotherapy agranulocytosis in childhood acute leukemia: A case report[J]. Chinese Journal of Hematology, 2020, 41: E004.

Dadário AMV, Paiva JPQ, Chate RC, et al. Regarding "Artificial intelligence distinguishes COVID−19 from community acquired pneumonia on chest CT"[J]. Radiology, 2020: 201178.

Gavillet M, Klappert J C, Spertini O, et al. Acute leukemia in the time of COVID−19[J]. Leukemia Research, 2020: 106353.

Guan WJ, Ni ZY, Hu Y, et al. Clinical characteristics of coronavirus disease 2019 in China[J]. The New England Journal of Medicine, 2020, 382(18): 1708−1720.

Guillen E, Pineiro GJ, Revuelta I, et al. Case report of COVID−19 in a kidney transplant recipient: Does immunosuppression alter the clinical presentation?[J] American Journal of Transplantation, 2020: 1−4.

Huang C, Wang Y, Li X, et al. Clinical features of patients infected with 2019 novel coronavirus in Wuhan, China[J]. Lancet, 2020, 395(10223): 497−506.

Huang L, Han R, Ai T, et al. Serial quantitative chest CT sssessment of COVID−19: Deep-learning approach[J]. Radiology: Cardiothoracic Imaging, 2020, 2: 200075.

Jin C, Chen W, Cao Y, et al. Development and evaluation of an AI system for COVID−19 diagnosis [C]. MedRxiv, 2020.

Jin S, Wang B, Xu H, et al. AI-assisted CT imaging analysis for COVID−19 screening: Building and deploying a medical AI system in four weeks[C]. MedRxiv, 2020.

Jin XH, Zheng KI, Pan KH, et al. COVID−19 in a patient with chronic lymphocytic leukaemia[J]. Lancet Haematol, 2020, 7(04): e351−e352.

Lei P, Fan B, Mao J, et al. The progression of computed tomographic (CT) images in patients with coronavirus disease (COVID−19) pneumonia: Running title: The CT progression of COVID−19 pneumonia[J]. Journal of Infection, 2020, 80(06): e30−e31.

Liang W, Guan W, Chen R, et al. Cancer patients in SARS−CoV−2 infection: A nationwide analysis in China[J]. The Lancet Oncology, 2020, 21(03): 335−337.

Li B, Yang J, Zhao F, et al. Prevalence and impact of cardiovascular metabolic diseases on COVID−19 in China[J]. Clinical Research in Cardiology, 2020, 109(05): 531−538.

Li M, Lei P, Zeng B, et al. Coronavirus disease (COVID−19): Spectrum of CT findings and temporal progression of the disease[J]. Academic Radiology, 2020, 27(05): 603−608.

Lippi G, Wong J, Henry BM. Hypertension in patients with coronavirus disease 2019 (COVID−19): A pooled analysis[J]. Polish Archives of Internal Medicine−Polskie Archiwum Medycyny Wewnetrznej, 2020, 130(04): 304−309.

Liu HH, Liu F, Li JN, et al. Clinical and CT imaging features of the COVID−19 pneumonia: Focus on pregnant women and children [J]. Journal of Infection, 2020, 80(05): e7–e13.

Lorenzo D' Antiga MD. Coronaviruses and immunosuppressed patients: The facts during the third epidemic [J]. Liver Transplantation, 2020, 26(06): 832–834.

Macias CG, Chumpitazi CE. Sedation and anesthesia for CT: Emerging issues for providing high-quality care [J]. Pediatric Radiology, 2011, 41(s2): 517–522.

Memish ZA, Perlman S, Van Kerkhove MD, et al. Middle East respiratory syndrome [J]. Lancet, 2020, 395(10229): 1063–1077.

Miller J, Xue B, Hossain M, et al. Comparison of dexmedetomidine and chloral hydrate sedation for transthoracic echocardiography in infants and toddlers: A randomized clinical trial [J]. Pediatric Anesthesia, 2016, 26(03): 266–272.

Pan F, Ye T, Sun P, et al. Time course of lung changes at chest CT during recovery from coronavirus disease 2019 (COVID–19) [J]. Radiology, 2020, 295(03): 715–721.

Pavlakos G, Zhu L, Zhou X, et al. Learning to estimate 3D human pose and shape from a single color image [C]. Proceedings of the IEEE Conference on Computer Vision and Pattern Recognition, 2018: 459–468.

Qi X, Jiang Z, Yu Q, et al. Machine learning-based CT radiomics model for predicting hospital stay in patients with pneumonia associated with SARS–CoV–2 infection: A multicenter study [C]. MedRxiv, 2020.

Remuzzi A, Remuzzi G. COVID–19 and Italy: What next? [J]. Lancet, 2020, 395(10231): 1225–1228.

Rhodin H, Salzmann M, Fua P. Unsupervised geometry-aware representation for 3d human pose estimation [C]. Proceedings of the European Conference on Computer Vision (ECCV), 2018: 750–767.

Riou J, Althaus CL. Pattern of early human-to-human transmission of Wuhan 2019 novel coronavirus (2019–nCoV) [J]. Euro Surveill, 2020, 25(04): 2000058.

Shi H, Han X, Jiang N, et al. Radiological findings from 81 patients with COVID–19 pneumonia in Wuhan, China: A descriptive study [J]. Lancet Infectious Diseases, 2020, 20(04): 425–434.

Singh VK, Ma K. Tamersoy B, et al. DARWIN: Deformable patient avatar representation with deep image network [C]. Medical Image Computing and Computer Assisted Intervention, 2017: 497–504.

Song Y, Zheng S, Li L, et al. Deep learning enables accurate diagnosis of novel Coronavirus (COVID–19) with CT images [C]. MedRxiv, 2020.

Sun K, Xiao B, Liu D, et al. Deep high-resolution representation learning for human pose estimation [C]. Proceedings of the IEEE Conference on Computer Vision and Pattern Recognition, 2019: 5693–5703.

Tang W, Yu P, Wu Y. Deeply learned compositional models for human pose estimation [C]. Proceedings of the European Conference on Computer Vision (ECCV), 2018: 190–206.

Varol G, Ceylan D, Russell B, et al. Bodynet: Volumetric inference of 3d human body shapes [C]. Proceedings of the European Conference on Computer Vision (ECCV), 2018: 20–36.

Wang S, Kang B, Ma J, et al. A deep learning algorithm using CT images to screen for Corona Virus Disease (COVID–19) [C]. MedRxiv, 2020.

Wang Y, Dong C, Hu Y, et al. Temporal changes of CT findings in 90 patients with COVID–19 pneumonia: A longitudinal study [J]. Radiology, 2020: 200843.

Wang Y, Lu X, Liu J, et al. Precise pulmonary scanning and reducing medical radiation exposure by developing a clinically applicable intelligent CT system: Towards improving patient care[C]. Preprints with The EBioMedicine, 2020.

Wu C, Chen X, Cai Y, et al. Risk factors associated with acute respiratory distress syndrome and death in patients with coronavirus disease 2019 pneumonia in Wuhan, China[J]. JAMA Internal Medicine, 2020: e200994.

Wu Z, McGoogan, JM. Characteristics of and important lessons from the coronavirus disease 2019 (COVID-19) outbreak in China: Summary of a report of 72 314 cases from the Chinese Center for Disease Control and Prevention[J]. JAMA, 2020, 323(13): 1239-1242.

Xia Y, Jin R, Zhao J, et al. Risk of COVID-19 for patients with cancer[J]. Lancet Oncology, 2020, 21(04): e180.

Xu Z, Shi L, Wang Y, et al. Pathological findings of COVID-19 associated with acute respiratory distress syndrome[J]. Lancet Respiratory Medicine. 2020, 8(04): 420-422.

Yang X, Yu Y, Xu J, et al. Clinical course and outcomes of critically ill patients with SARS-CoV-2 pneumonia in Wuhan, China: A single-centered, retrospective, observational study[J]. Lancet Respiratory Medicine, 2020, 8(04): e26.

Ye Z, Zhang Y, Wang Y, et al. Chest CT manifestations of new coronavirus disease 2019 (COVID-19): A pictorial review[J]. European Radiology, 2020: 1-9.

Zhang H, Chen Y, Yuan Q, et al. Identification of kidney transplant recipients with coronavirus disease 2019[J]. European Urology, 2020, 77(06): 742-747.

Zheng C, Deng X, Fu Q, et al. Deep learning-based detection for COVID-19 from chest CT using weak label[C]. MedRxiv, 2020.

Zhou F, Yu T, Du R, et al. Clinical course and risk factors for mortality of adult inpatients with COVID-19 in Wuhan, China: A retrospective cohort study[J]. Lancet, 2020, 395(10229): 1054-1062.

Zhou S, Wang Y, Zhu T, et al. CT features of coronavirus disease 2019 (COVID-19) pneumonia in 62 patients in Wuhan, China[J]. American Journal of Roentgenology, 2020, 214(06): 1287-1294.

Zhu F, Cao Y, Xu S, et al. Co-infection of SARS-CoV-2 and HIV in a patient in Wuhan city, China[J]. Journal of Medical Virology, 2020, 92(06): 529-530.

Zhu L, Xu X, Ma K, et al. Successful recovery of COVID-19 pneumonia in a renal transplant recipient with long-term immunosuppression[J]. American Journal of Transplantation, 2020, 20(07): 1859-1863.

第五章
其他急性传染性肺炎影像学表现

　　新冠肺炎的临床和影像学表现与其他病毒性肺炎非常相似。尽管临床确诊新冠肺炎主要依据核酸检测和基因测序,但影像学检查方便、快捷且敏感性高,能够早期发现疑似病例,及时评估确诊病例,弥补疫情早期核酸检测试剂短缺和核酸检测假阴性率高的缺陷,因此对尽早发现并控制传染源有非常重要的作用。此外,肺部影像学检查还可以检测出一部分无症状感染者,这部分患者虽然没有症状,但肺部有典型的病毒性肺炎表现,在新冠肺炎流行地区应作为疑似病例进行早期隔离并尽快进行病原学确诊。由于新冠肺炎的影像学表现与其他病毒性肺炎、细菌性肺炎和某些间质性病变比较类似,如严重急性呼吸综合征(severe acute respiratory syndrome, SARS)、中东呼吸综合征(Middle East respiratory syndrome, MERS)、流感病毒肺炎等,因此需要影像诊断医生结合流行病学史及临床资料对患者进行综合判断。

第一节　严重急性呼吸综合征

一、概述

　　严重急性呼吸综合征(severe acute respiratory syndrome, SARS)为一种由SARS冠状病毒(SARS-CoV)引起的急性呼吸道传染病,2002年在中国广东发生,并扩散至东南亚乃至全球,直至2003年中期疫情才被消灭,在发现之初也被称为传染性非典型肺炎,简称"非典",后WHO将其正式命名为SARS。本病为呼吸道传染性疾病,属法定乙类传染病,按照甲类传染病管理,主要传播方式为近距离呼吸道飞沫传播或密切接触患者呼吸道分泌物传播。

二、病原学与发病机制

　　SARS-CoV属于套式病毒目、冠状病毒科、冠状病毒属,为β属B亚群冠状病毒,病毒呈球形,直径在100 nm左右,是有包膜的单股正链RNA病毒,是当时所知最大的RNA病毒。SARS-CoV感染诱导的免疫损伤是本病发病的主要原因,病毒侵入人体后,在细胞内繁殖,入血引起短暂病毒血症,研究表明SARS-CoV可能对肺泡上皮细胞和支气管上皮细胞造成原发性及继发性损伤。

三、临床特点与病理

SARS的潜伏期2～14天,中位数7天。起病急,以高热为首发症状,70%～80%体温在38.5℃以上,偶有畏寒,可伴有头痛、关节酸痛、乏力,有明显的呼吸道症状包括咳嗽、少痰或干咳,也可伴有痰中带血。重症病例可发生呼吸衰竭、急性呼吸窘迫综合征(ARDS)、休克和多脏器功能衰竭等,也有少数SARS病例并发脑炎的症状和体征。

病程初期到中期,血常规检查白细胞计数正常或下降,淋巴细胞计数绝对值常减少,部分病例血小板减少。免疫组化染色显示T淋巴细胞亚群中$CD3^+$、$CD4^+$及$CD8^+$T淋巴细胞均减少,尤以$CD4^+$亚群减少明显。血液生化检查:丙氨酸氨基转移酶(ALT)、乳酸脱氢酶(LDH)及其同工酶等均有不同程度升高;血气分析表现为血氧饱和度降低。

病理表现为双肺明显膨胀,镜下以弥漫性肺泡损伤病变为主,早期有肺水肿及透明膜形成;病程3周后有肺泡内机化及肺间质纤维化、肺泡纤维闭塞、小血管内微血栓和肺出血、散在的小叶性肺炎、肺泡上皮脱落和增生等病变。肺门淋巴结多充血、出血及淋巴组织减少。肝、肾、心、胃肠道和肾上腺实质细胞可见退行性变和坏死。

四、影像学表现

1. 影像学表现和诊断要点

本病的X线及CT表现缺乏特征性。主要的影像特征体现在病变的分布、形态及密度等方面。在病变的分布上,以下部肺野和胸膜下的部位较为多见。在病变形态上,本病的主要影像改变为斑片状、沿肺叶或肺段的大片融合状阴影,与其他肺炎的基本形态相同。在病变的密度上,主要为GGO及实变影,无论是病变初期还是病变进展期,磨玻璃样病变是最常见的表现。在病变进展期,在约16.7%的病例中,磨玻璃样病变为唯一的表现;约75%的病例表现为GGO合并肺实变。肺实变可位于磨玻璃样病变的内部,或与其分别存在,单一的肺实变很少见。

2. 胸部CT动态变化

观察疾病的动态变化是本病影像学检查的一项重要内容,这也是与一般的肺炎及其他非典型肺炎的不同处之一。SARS的影像变化不仅受疾病发展规律的制约,一般认为还与治疗方法、治疗效果、有无其他疾病(如糖尿病、高血压、慢性支气管炎、肺气肿等），以及年龄、体质等有关。早期的小片状影像在短期内可进展为大片及弥漫性病变，这与临床上24～48 h病情恶化的演变过程一致。两肺广泛弥漫病变反映病理上的早期ARDS的存在，从局限性GGO进展为广泛GGO和肺实变影，以及病变快速发展的表现，与ARDS的临床特点一致。

新冠肺炎和SARS具有类似的影像学表现，均表现为双肺多发的GGO和实变灶，鉴别诊断存在一定难度，但仍存在一些不同之处（表5-1-1）。

表5-1-1　新冠肺炎和SARS的鉴别诊断

	新　冠　肺　炎	SARS
临床表现	在发病初期主要表现为发热、乏力、干咳等症状，1周之后身体逐渐会出现呼吸困难的现象	初期症状表现为发热、头痛、肌肉酸痛以及呼吸衰竭等
潜伏期	3～7天，最长的是14天，3～5天内起病比较急，传染性比较强，儿童和婴幼儿发病率略低	2～14天，人群具有普遍易感性
传播方式	经呼吸道飞沫和密切接触传播，是否存在气溶胶传播目前仍不确定	飞沫传播和接触患者的呼吸道分泌物传播
影像学表现	早期主要表现为肺内GGO，肺外带胸膜下分布常见，以多发为主，进展期可引起网格影，呈铺路石征，病情危重者病灶发展较快，弥漫分布，甚至呈"白肺"，胸腔积液及纵隔淋巴结肿大少见	肺部病灶主要分布于肺外周，HRCT示小叶间隔增厚，呈铺路石征，伴有细支气管扩张，空洞、淋巴结肿大和胸腔积液不常见，肺间质纤维化比新冠肺炎多见

第二节　中东呼吸综合征

一、概述

2012年9月，沙特阿拉伯首次分离出一种新型β-冠状病毒，被称为中东呼吸综合征冠状病毒（Middle East respiratory syndrome coronavirus, MERS-CoV）。MERS是感染27个国家超过2 000人的严重呼吸道传染性疾病，约83%的病例报道来自沙特阿拉伯王国。50～59岁是高危人群，其次为30～39岁。

二、病原学与发病机制

MERS-CoV是一种人畜共患病，最初起源可能是蝙蝠，而单峰骆驼充当了中间宿主的角色，并可导致人际传播。MERS-CoV以一种新蛋白质即人类二肽基肽酶4（hDDP4）为其感染细胞的功能性受体，MERS-CoV的S1蛋白在病毒感染入侵过程中发挥关键作用,其与hDDP4特异性结合,hDDP4主要在支气管上皮细胞和肺组织细胞表达,也可在消化道及肾脏等上皮细胞及活化的淋巴细胞表达。

三、临床表现

MERS潜伏期2~14天,最常见的临床表现包括发热、咳嗽、呼吸困难等下呼吸道疾病症状,还可并发乏力不适、肌痛、恶心呕吐、腹痛腹泻等其他症状。感染可迅速进展为急性呼吸窘迫综合征、多器官功能衰竭,甚至死亡。年龄较大、免疫力低下或合并其他慢性病(如糖尿病、呼吸系统疾病或肾病)的个体是MERS-CoV易感人群。实验室检查:早期血常规检查通常表现为淋巴细胞和血小板减少,白细胞和中性粒细胞增多;还可出现肝肾功能受损、低蛋白血症和炎性标志物升高等。

四、影像学表现

1. 胸片表现

普通胸片在诊断MERS上无明显特异性,最常见的胸片表现为以肺外周带为主的GGO,其次为实变影、实变与GGO混杂密度影,分布以肺下叶为主。

2. CT表现

早期以肺广泛GGO为主,可合并部分肺实变,少部分可表现为单纯GGO或实变影;同时可伴有小叶间隔增厚和胸腔积液。晚期可有间质改变,表现为胸膜下条索影、结构扭曲和支气管扩张等。病灶分布以肺下叶外带和支气管血管束周围为主,随着病变进展可累及全肺。多数研究认为MERS不会出现空洞,但仍有研究显示MERS可出现肺空洞。在后期随访中,约33%的患者可出现肺纤维化,这些患者通常年龄较大,急性期肺部病变较重。

3. 鉴别诊断

新冠肺炎与MERS影像学表现重叠。新冠肺炎以两肺多发外周及基底分布的多灶性GGO为主,一般不伴有胸腔积液;而MERS早期病变通常局限于单侧肺组织,以胸膜下及基底为主的GGO,实变影也较为常见,病变进展迅速,可伴发小叶间隔增厚和胸腔积液,同时病变范围增大至广泛分布于两肺,当出现胸腔积液和气胸时提示预后不良,晚期部分患者可存留肺纤维化。

第三节 流感病毒肺炎

流行性感冒病毒(influenza virus),是正黏病毒科的代表种,简称"流感病毒",

包括人流感病毒和动物流感病毒，人流感病毒分为甲（A）、乙（B）、丙（C）三型，是流行性感冒（流感）的病原体，其中甲型流感病毒易发生变异，曾多次引起世界性大流行（如 H1N1、H5N1、H7N9 等）。

一、甲型 H1N1 流感

1. 概述

甲型 H1N1 流感是由甲型 H1N1 流感病毒引起的一种急性呼吸道传染病，发病多呈季节性。早期症状主要包括发热、咳嗽、肌肉酸痛、头痛等，偶尔可出现腹泻、呕吐等，该病传染性强，病情发展迅速，部分甲型 H1N1 流感患者迅速恶化致 ARDS、多器官功能障碍综合征（multiple organ dysfunction syndrome，MODS），甚至死亡，严重威胁人类生命健康及公共卫生安全。

2. 胸部 CT 表现

甲型 H1N1 流感典型胸部 CT 表现为弥漫性肺间质性病变，具体影像学特征为双肺弥漫分布（以支气管血管束周围及胸膜下多见）的 GGO、斑片影、絮状影及网格影等，同时伴有小叶间隔增厚、空气支气管征等（图 5-3-1）；当临床有典型流感样症状，且胸部 CT 具有以上特征性改变时应考虑到本病的可能，确诊需要流行病学史及病原学检查。

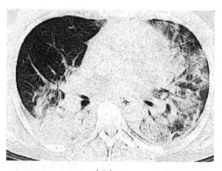
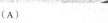

（A）

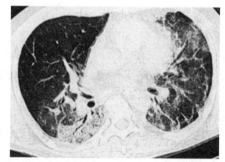

（B）

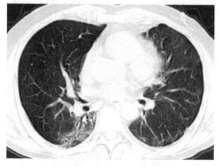

（C）

图 5-3-1　甲型 H1N1 流感胸部 CT 表现

男，55 岁，发热、咳嗽伴头痛 4 天，实验室检查确诊甲型 H1N1 流感，双肺大片状 GGO、斑片状影，以两下肺为主，内伴有空气支气管征（图 A）；治疗 2 周后复查，两肺病灶明显吸收，右下肺呈现网格影、铺路石征，左下肺伴有胸膜下线（图 B）；45 天后复查，两肺病灶明显吸收，右下肺间质性病变明显好转（图 C）

• 资料来源：宁波市鄞州人民医院

二、人感染H5N1禽流感

1. 概述

人感染H5N1禽流感是由H5N1亚型禽流感病毒引起的一种急性呼吸道传染病,病死率高。早期临床表现多以发热为主,体温多高于38℃,少数可达40℃以上,可伴咳嗽、咳痰、呕吐、腹泻等症状。实验室检查主要为外周血白细胞计数和淋巴细胞绝对数减少。大部分患者在1周内出现呼吸困难,可快速进展至ARDS和(或)MODS。

2. 胸部CT表现

人感染H5N1禽流感胸部CT呈双肺弥漫的、多叶多段的GGO及实变影,影像学变化迅速,肺实质和肺间质可同时受累,病灶吸收慢,可伴有胸膜增厚及胸腔积液。早期表现为局限性肺实变病变,呈局限性GGO或散在絮状影;进展期病变范围在几天内迅速扩大,累及多个肺段、肺叶,呈现双肺弥漫、广泛分布的大片状实变影或絮状影,其内可见空气支气管征;转归期病变缓慢吸收好转或实变影加重导致死亡。

三、人感染H7N9禽流感

1. 概述

人感染H7N9禽流感是一种新型高致病性禽源性流感病毒引起的急性呼吸道传染病,冬春季相对高发。临床表现与人感染H5N1禽流感相似,主要有流感样症状,如发热、咳嗽、头痛、肌肉酸痛等,可迅速发展为ARDS、感染性休克、MODS等。

2. 胸部CT表现

人感染H7N9禽流感胸部CT表现以双肺多发GGO、实变影为主,可出现空气支气管影、小叶间隔增厚、小叶中心结节、网状结构或囊性改变、支气管扩张、胸膜下线状影等。早期病灶常位于一侧肺下叶或双肺下叶;进展期病变呈弥漫性,多累及三个及以上肺叶,且右肺病灶常比左肺严重,以右肺下叶居多;双肺下叶及后部病灶较严重,有沿重力分布的特点;恢复期较长,表现为肺间质纤维化改变。CT随访结果表明病灶吸收情况与患者肺部病灶范围、肺部损伤程度、有无基础性疾病及机体免疫力相关(图5-3-2)。

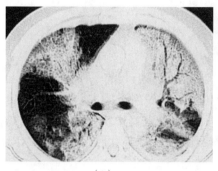
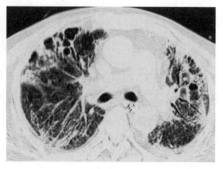

（A）　　　　　　　　　　　　（B）

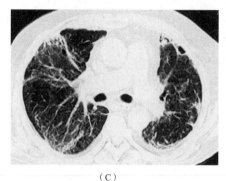

图5-3-2　人感染H7N9禽流感胸部CT表现
男，55岁，确诊人感染H7N9禽流感，发病第
5天双肺弥漫性GGO，以中下肺野为主，内
见空气支气管征及铺路石征（图A）；治疗4周
后复查，两肺渗出性病灶逐步吸收，两肺胸
膜下见多发网格影、蜂窝状影（图B）；4个月
后复查，两下肺少许网格影，较之前明显好
转（图C）

• 资料来源：宁波市鄞州人民医院

（C）

第四节　其他类型肺部病变的鉴别诊断

新冠肺炎除了与SARS、MERS及流感病毒肺炎鉴别以外，还需与以下肺部病变进行鉴别。

一、新冠肺炎与其他病毒性肺炎的鉴别诊断

（一）呼吸道合胞病毒肺炎

1. 概述

呼吸道合胞病毒（respiratory syncytial virus pneumonia，RSV）是引起婴幼儿下呼吸道感染最常见的病毒，属副黏液病毒科，1岁以内婴儿发病率最高，且随年龄增长而减少，临床主要表现为发热、咳嗽、喘息和呼吸困难，重症病例可引起呼吸衰竭或多器官功能衰竭。

2. 肺部CT表现

呼吸道合胞病毒肺炎影像学特征为间质性肺炎及毛细支气管炎，表现沿气道分布的小叶中央性结节和支气管壁增厚，以小叶中央结节最具特征性（图5-4-1），据此可与新冠肺炎进行鉴别。

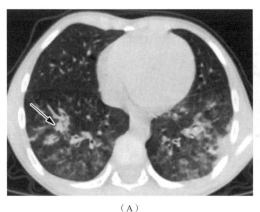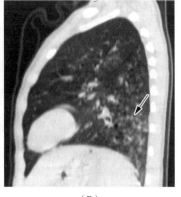

（A）　　　　　　　　　　　　　（B）

图5-4-1　白血病伴呼吸道合胞病毒肺炎胸部CT表现

女,9岁,急性白血病伴呼吸道合胞病毒感染,两肺沿支气管分布多发不规则斑片影(图A),内见小叶中央性结节,局部呈"树芽征"(图B),支气管壁轻度增厚
• 资料来源:宁波市鄞州人民医院

（二）巨细胞病毒肺炎

1. 概述

巨细胞病毒（cytomegalovirus,CMV）属疱疹病毒,与其他疱疹病毒相同,在正常人体内隐匿存在,引起无症状感染或轻度流感样症状,当人体由于接受移植或感染艾滋病等导致免疫力缺陷或降低时,病毒复制活跃从而发生机会性感染。CMV包涵体侵入肺内后大量复制,通过细胞毒性作用直接损伤肺泡。

2. 胸部CT表现

巨细胞病毒肺炎CT表现包括两肺弥漫分布非对称GGO、小叶中央性结节、含气腔隙实变,可伴有不规则网状影及小叶间隔增厚(图5-4-2、图5-4-3)。

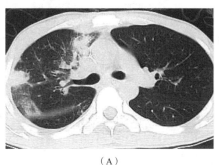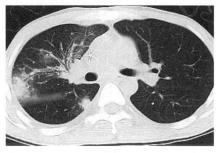

（A）　　　　　　　　　　　　　（B）

图5-4-2　再生障碍性贫血伴巨细胞病毒肺炎胸部CT表现

男,34岁,再生障碍性贫血患者,干细胞移植术后,发热1天,巨细胞病毒肺炎,右肺多发结节及GGO,以外周为主,部分实变
• 资料来源:宁波市鄞州人民医院

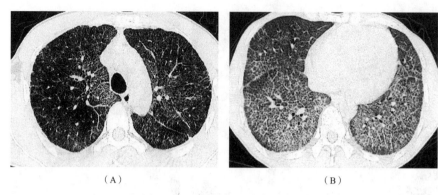

（A）　　　　　　　　　　　　　（B）

图5-4-3　肺泡蛋白沉积症伴巨细胞病毒肺炎胸部CT表现

男，48岁，进行性活动后气促4月余，肺泡蛋白沉积症伴巨细胞病毒肺炎，两肺弥漫GGO，以外周为主，双肺GGO及增厚的小叶间隔，呈铺路石征
• 资料来源：宁波市第一医院

（三）单纯疱疹病毒肺炎

1. 概述

单纯疱疹病毒（herpes simplex virus，HSV）肺炎主要由HSV1型引起，在健康人中罕见，主要发生于免疫功能低下和（或）机械通气的患者，可表现为三种形式的肺部病变：坏死性气管支气管炎、坏死性肺炎或间质性肺炎。

2. 胸部CT表现

单纯疱疹病毒肺炎 CT表现主要包括多灶性肺叶、段或亚段性GGO及斑片状实变影，部分存在多发和随机分布结节（图5-4-4），结节周围可环绕磨玻璃样"晕环"，多合并胸腔积液。

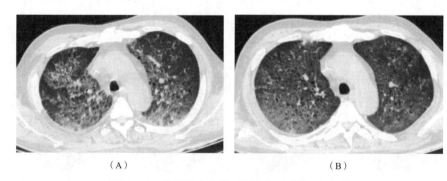

（A）　　　　　　　　　　　　　（B）

图5-4-4　单纯疱疹病毒1型(HSV1)感染CT表现

男，64岁，急性淋巴细胞白血病1年余，发热伴咳嗽1周，薄层CT示两肺弥漫性间质和小叶间隔增厚（图A），激素治疗1周后病灶明显吸收（图B），基因检测诊断为单纯疱疹病毒1型(HSV1)感染
• 资料来源：宁波市鄞州人民医院

（四）腺病毒肺炎

1. 概述

腺病毒是一种双链DNA病毒，有50多种血清型，5%～10%的婴幼儿急性呼吸道感染是腺病毒感染所致。它能引起呼吸道上皮细胞溶解并影响末端细支气管，在大多数免疫功能正常的患者中，腺病毒肺炎临床症状轻，并能在2周内痊愈，而在免疫功能低下的患者中可出现严重和致命ARDS。

2. 胸部CT表现

腺病毒肺炎CT表现为双侧肺叶或肺段分布的多灶性GGO伴斑片状实变影（图5-4-5），可有小叶中心性结节和分支状线状影，婴幼儿常见过度充气和肺叶不张；感染后长期并发症包括支气管扩张、闭塞性细支气管炎和单侧透明肺综合征（unilateral hyperlucent lung syndrome）。

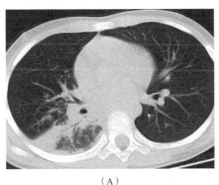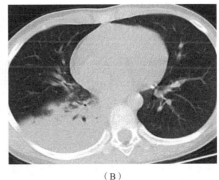

（A）　　　　　　　　　　　　　　（B）

图5-4-5　腺病毒肺炎胸部CT表现

男,6岁,发热咳嗽8天,腺病毒肺炎,右下肺见大片状实变影,局部呈GGO,边缘模糊,内见空气支气管征

• 资料来源：宁波市鄞州人民医院

（五）鼻病毒肺炎

1. 概述

鼻病毒分为A、B、C三型，是人类呼吸道感染的主要病原体，也是四季普通感冒的主要原因，在18%～26%的儿童患者和2%～17%的成年患者中有社区获得性肺炎，合并细菌感染不常见，免疫功能低下患者相对易感。鼻病毒不直接损伤呼吸道上皮细胞，但它可能导致上皮屏障破坏，引起血管通透性增加和黏液分泌增加。

2. 胸部CT表现

鼻病毒肺炎CT表现包括两肺斑片状实变伴多灶性GGO、胸膜下小叶间隔增厚（图5-4-6）。

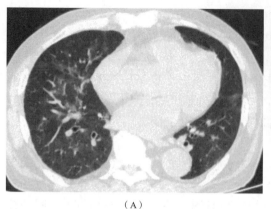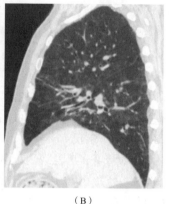

（A） （B）

图5-4-6 白血病伴鼻病毒肺炎胸部CT表现

男，70岁，急性白血病患者，骨髓移植状态，鼻病毒肺炎；两肺透亮度增高，小叶间隔增厚，可见斑片状GGO

• 资料来源：宁波市鄞州人民医院

二、新冠肺炎与细菌性肺炎的鉴别诊断

（一）大叶性肺炎

1. 概述

大叶性肺炎以冬春季节多发，常见于青壮年，致病菌包括肺炎链球菌、肺炎克雷伯菌、军团菌、衣原体等，以肺炎链球菌感染最常见，常累及整个肺叶或肺段。临床上急性起病，以突然高热、恶寒、胸痛、咳嗽、咳铁锈色痰为临床特征，血化验检查白细胞总数和中性粒细胞明显升高。大叶性肺炎炎性渗出主要在肺泡，病理改变分为四期：充血期、红色肝样变期、灰色肝样变期和吸收期。病变一般在3周内完全吸收，近年来由于医疗条件的改善、抗生素的滥用等原因，典型的大叶性肺炎并不多见。

2. 胸部CT表现

大叶性肺炎 CT表现主要为肺叶或肺段性分布的肺实变，可见空气支气管征，病变边缘被胸膜局限且平直（图5-4-7），实变肺叶体积不缩小，吸收期病变呈散在、大小不一的斑片影，进一步吸收病灶仅见条索状阴影或完全吸收。

（二）支气管肺炎

1. 概述

支气管肺炎又称小叶性肺炎，常见于婴幼儿、老年人和极度衰弱的患者。常见致病菌为肺炎链球菌、金黄色葡萄球菌和铜绿假单胞菌等。病变以小叶支气管为中心，经终末细支气管延伸至肺泡，在支气管和肺泡内产生炎性渗出物。支气管肺炎临床表现较重，多有高热、咳嗽、咳泡沫样黏痰或脓痰，并伴有呼吸困难、发绀及胸痛等。

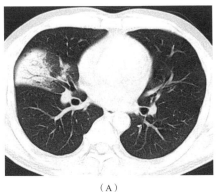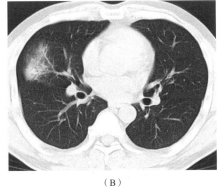

（A） （B）

图5-4-7 大叶性肺炎治疗前后胸部CT表现

男,40岁,发热咳嗽1周,白细胞、中性粒细胞明显升高,右肺中叶大片状实变影,内见空气支气管征,边缘平直,以叶间胸膜为界(图A),诊断为大叶性肺炎;抗炎治疗半个月后复查,炎症明显吸收(图B)

• 资料来源：宁波市鄞州人民医院

2. 胸部CT表现

支气管肺炎CT表现为病变多见于两肺中下野的内中带,沿支气管血管束分布的斑片状、絮片状模糊影,可出现"树芽征",病变可融合成片状或大片状,如液化坏死可形成空洞;经治疗后可完全吸收消散,炎症久不消散可引起支气管扩张,从而演变为机化性肺炎(图5-4-8)。

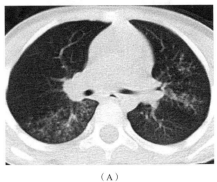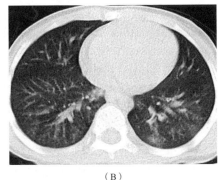

（A） （B）

图5-4-8 支气管肺炎胸部CT表现

男,4岁,咳嗽发热1天,白细胞、中性粒细胞升高,确诊支气管肺炎,两肺沿支气管血管束见多发小斑片状、絮片状模糊影,可见"树芽征"

• 资料来源：宁波市鄞州人民医院

三、新冠肺炎与支原体肺炎的鉴别诊断

1. 概述

支原体肺炎是由支原体引起的肺间质改变为主的炎症,多发生于冬春及夏秋之交。支原体侵入肺内可引起支气管、细支气管黏膜及其周围间质充血、水肿,多核细胞浸润,侵入肺泡可产生肺泡浆液性渗出性炎症。病变范围可从小叶、肺段到大叶,严重感染可引起肺实质广泛出血和渗出。实验室检查支原体抗体阳性,发病后2～3周血冷凝集试验比值升高(可达1:64)。

2. 胸部CT表现

支原体肺炎CT表现早期主要改变为肺间质炎症,多见于下叶,可见肺纹理增多及网状影,HRCT显示更清晰,多数呈节段分布,典型者表现为自肺门附近向肺野外围伸展的大片扇形影,其外缘逐渐变淡而消失,病变多在2～3周内消失(图5-4-9),少数治疗不及时可发展成肺脓肿。

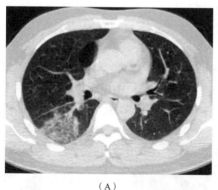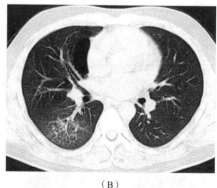

（A）　　　　　　　　　　　　（B）

图5-4-9　支原体肺炎胸部CT表现及转归

男,40岁,发热咳嗽1天,支原体抗体阳性,确诊支原体肺炎,右下肺背段高密度影,自肺门向外呈扇形分布,伴右肺肺大泡(图A);治疗1周后复查,病变明显吸收(图B)

• 资料来源:宁波市鄞州人民医院

四、新冠肺炎与肺部其他非感染性病变的鉴别诊断

（一）肺泡性肺水肿

1. 概述

肺水肿病理上分为间质性肺水肿和肺泡性肺水肿,严重者常两种情况并存。当肺静脉压持续升高>25～30 mmHg时,肺泡腔内开始出现液体积聚,即形成肺泡性肺水肿。肺泡性肺水肿急性期表现为气急、端坐呼吸、咳粉红色泡沫痰,可闻及湿啰音,同时可出现全身静脉压升高及肝脾肿大的表现。

2. 胸部CT表现

肺泡性肺水肿影像学典型表现为以肺门为中心，支气管血管周围弥漫性GGO或实变影呈"蝶翼状"改变（图5-4-10）；双侧上肺静脉扩张，心影增大，可合并胸腔积液和（或）心包积液（图5-4-11）。

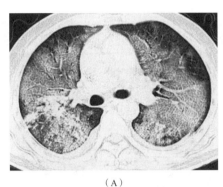
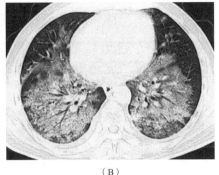

（A）　　　　　　　　　　　　　　（B）

图5-4-10　淋巴细胞白血病伴肺泡性肺水肿胸部CT表现

男，40岁，确诊急性淋巴细胞白血病，突发呼吸困难1天，两肺以肺门为中心大片状GGO及实变影呈"蝶翼状"改变，确诊肺泡性肺水肿

• 资料来源：宁波市鄞州人民医院

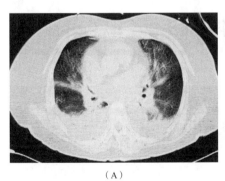
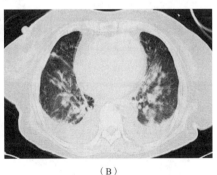

（A）　　　　　　　　　　　　　　（B）

图5-4-11　心源性肺水肿胸部CT表现

女，72岁，房颤，心室传导阻滞，胸闷气急加重1天，两肺以肺门为中心片状模糊影，双侧胸腔积液

• 资料来源：宁波市第一医院

（二）肺泡蛋白沉着症

1. 概述

肺泡蛋白沉着症（pulmonary alveolar proteinosis，PAP）是一种少见的肺部弥漫性病变，以肺泡及终末细支气管腔内充满过碘酸-希夫（PAS）染色阳性的富磷脂蛋白样物质为特征。肺泡蛋白沉着症通常好发于30～50岁成年男性，分为先天性、自身免疫性和继发性，自身免疫性肺泡蛋白沉着症多见。临床表现轻于影像学表

现,最常见症状是气短,活动后明显,部分患者病情可自行缓解,但可复发。确诊需要支气管肺泡灌洗和(或)活检,影像学表现可协助诊断。

2. 胸部 CT 表现

肺泡蛋白沉着症 CT 特征性表现为铺路石征,包括斑片状 GGO 及增厚的小叶间隔(图5-4-12A～E),两侧 GGO 基本对称分布,与正常肺组织分界清楚,为"地图样"改变;纵隔及肺门淋巴结少见肿大,未见明显胸腔积液;出现肺间质纤维化

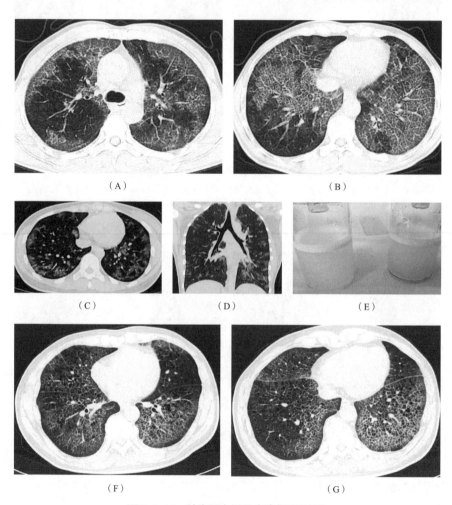

(A)　　　　　　　　　　(B)

(C)　　　(D)　　　(E)

(F)　　　　　　　　　　(G)

图5-4-12　肺泡蛋白沉着症胸部CT表现

图A、图B:男,42岁,咳嗽气促2年,确诊肺泡蛋白沉着症,半年前全肺灌洗治疗有好转,双肺"地图样"GGO及增厚的小叶间隔,呈铺路石征;图C～图E:女,35岁,新冠肺炎隔离病房护士,工作结束后隔离14天,CT筛查见两肺可见弥漫性GGO,以胸膜下为主,局部呈铺路石征(图C、图D),肺泡灌洗呈乳白色液体(图E),PAS(+),证实为肺泡蛋白沉着症;图F、图G:男,54岁,反复气促2月余,爬2楼即明显,两肺弥漫小叶间隔增厚,以胸膜下为主的网格影改变,呈铺路石征,肺泡灌洗液呈牛奶样改变,PAS(+),证实为肺泡蛋白沉着症

• 资料来源:宁波市鄞州人民医院(图A～图E);宁波市第一医院(图F、图G)

表现提示预后不良。常规CT或HRCT一旦显示"地图样"改变和铺路石征,高度提示本病的可能(图5-4-12F、G)。

（三）间质性肺炎

1. 概述

间质性肺炎(interstitial pneumonia)是一类以炎症和纤维化为主,主要累及肺间质的炎症,病因有感染性和非感染性之分。感染性间质性肺炎可由细菌或病毒感染所致;非感染性包括结缔组织疾病、结节病等,又称为自身免疫特征的间质性肺炎(interstitial pneumonia qith autoimmune features, IPAF)。病因不明的间质性肺炎称为特发性间质性肺炎(idiopathic interstitial pneumonia, IIP),是近年研究的热点。特发性肺间质纤维化、系统性红斑狼疮及干燥综合征这三种疾病拥有相似的肺部影像学表现,属于典型的"同影异病"。

2. 胸部CT表现

间质性肺炎CT表现为两肺支气管血管束增多,见网格及斑点状影,胸膜下小叶间隔增厚呈蜂窝状改变(图5-4-13),周围夹杂肺气肿及牵拉性支气管扩张。

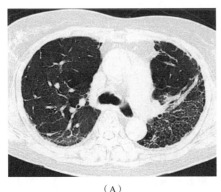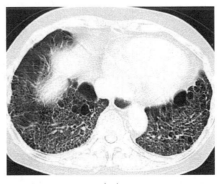

（A）　　　　　　　　　　　　　　　（B）

图5-4-13　间质性肺炎胸部CT表现(特发性纤维化)

女,63岁,反复咳嗽气促10余年,特发性肺间质纤维化,确诊间质性肺炎,两肺透亮度增高(图A),小叶间隔增厚,胸膜下呈蜂窝状改变(图B)

• 资料来源:宁波市第一医院

（四）吸入性肺炎

1. 概述

吸入性肺炎是经口咽部或胃内容物反流被吸入下呼吸道后引起的肺部炎症。新生儿或婴幼儿误吸多为羊水、胎粪或喂养不当导致,正常成人由于喉反射保护及吞咽协同功能完善,除某些不可逆因素误吸(如化学物、淹溺等)外,较少发生,老年患者多因神经系统疾病、吞咽困难等容易并发吸入性肺炎,就诊患者多有较明确误吸病史。

2. 胸部CT表现

吸入性肺炎CT表现为两肺广泛云絮状、斑片融合状模糊影,边界不清,病灶大小不等,可呈GGO至肺实变等多形性混合存在,病灶多以两肺下叶更为明显,伴或不伴小叶间隔增厚,亦可表现为两侧肺野病变一侧重一侧轻(图5-4-14)。

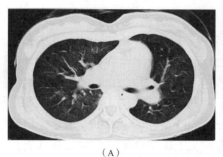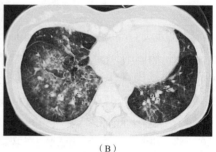

（A）　　　　　　　　　　　　　　　　（B）

图5-4-14　吸入性肺炎胸部CT表现

女,29岁,5 h前因车祸溺水,两肺弥漫分布云絮状、斑片状密度增高影,边界不清,右肺更为明显,右肺下叶小叶间隔增厚

• 资料来源:宁波市第一医院

（五）肺泡积血

1. 概述

肺泡积血多由于咯血所致,常见原因有结核、支气管扩张、血管畸形等,部分少见疾病也可造成肺泡积血,如肺肾综合征。胸部CT检查是肺泡积血患者最常用的影像学检查手段,可明确咯血的病因及部位。

2. 胸部CT表现

肺泡积血CT表现常为病变侧肺部散在多发云絮状、斑片状密度增高影,边缘模糊。咯血严重者,可见两肺弥漫性斑片状影,上述CT表现与肺炎相似。但本病多有基础疾病,结合病史和CT表现,大多能做出诊断。当平扫CT不能明确病因或临床怀疑血管畸形时,需要增强CT及CTA进一步检查(图5-4-15),部分患者还需要行DSA检查以明确诊断并进行介入治疗。

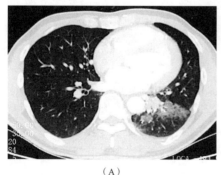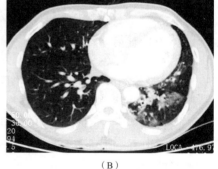

（A）　　　　　　　　　　　　　　　　（B）

图5-4-15　肺泡积血胸部CT表现

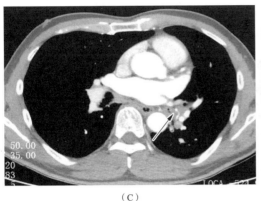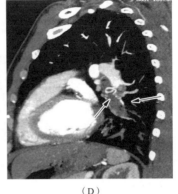

（C）　　　　　　　　　　　　　　　　　（D）

图5-4-15　肺泡积血胸部CT表现（续）

男，47岁，咯血1天就诊，CT肺窗示左下肺散在多发云絮状、斑片状密度增高影，边界不清（图A、图B），增强CT示左侧肺门部血管分支增多（图C箭头），斜矢状位重建显示血管增粗、迂曲（图D箭头）。本例DSA证实支气管动脉畸形伴出血

• 资料来源：宁波市第一医院

（伍满香、沈耀、俞明明、丁前江、李建斌、周玉容、徐丽莹、李强）

本章参考文献

白玉凤, 牛娟琴, 成满平, 等. H1N1甲型流感病毒性肺炎的CT表现[J]. 医学影像学杂志, 2019, 29(11): 1884-1887.

陈大羽. 多层螺旋CT对新型隐球菌肺炎的诊断效果及临床治疗指导价值[J]. 中国实用医刊, 2018, 45(21): 40.

杜娟, 范学杰, 陈红梅, 等. 甲流H1N1流感病毒性肺炎临床特征及CT影像学表现分析[J]. 中华肺部疾病杂志（电子版）, 2019, 12(03): 296-300.

龚晓明, 李航, 宋璐, 等. 新型冠状病毒肺炎（COVID-19）CT表现初步探讨[J]. 放射学实践, 2020, 35(03): 261-265.

纪建松, 韦铁民, 杨伟斌. 新冠肺炎CT早期征象与鉴别诊断[M]. 北京: 科学出版社, 2020: 20-35.

姜红坚. 急性肺泡性肺水肿MSCT诊断[J]. 吉林医学, 2013, 34(17): 3405-3406.

廖昂, 王荣品, 李亚英, 等. H5N1亚型禽流感病毒肺炎的影像学表现及动态变化[C]. 贵州省医学会放射学分会2013年学术交流会, 2013.

刘启梁, 雷美, 尹中波. 肺隐球菌病57例影像和病理特征分析[J]. 中国临床研究, 2019, (04): 531-534.

陆普选, 朱文科, 叶如馨, 等. 成人H5N1亚型禽流感病毒性重症肺炎的CT表现与动态变化[J]. 中国CT和MRI杂志, 2007, (01): 31-34.

全多多, 戴元荣. 胸部CT表现为酷似恶性结节的肺隐球菌病1例及文献复习[J]. 国际呼吸杂志, 2018, 38(03): 182-185.

汪建华,邵国良.影像科住院医师规范化培训必读[M].北京:科学出版社,2018:3.

汪锴,康嗣如,田荣华,等.新型冠状病毒肺炎胸部CT影像学特征分析[J].中国临床医学, 2020,27(01):27-31.

吴觅,孔俊沣,何泽清,等.人感染H7N9禽流感病毒肺炎的胸部X线与CT影像学表现及特征分析[J].医学影像学杂志,2019,(05):770-774.

王微,马大庆,赵大伟,等.SARS的CT表现及动态变化[J].中华放射学杂志,2003,37(08): 686-689.

张韬军,乔英,李健丁.急性间质性肺炎的CT表现及其病理学基础[J].中国中西医结合影像学杂志,2015,13(06):97-99.

张雪哲,薛爱华.积极主动地开展SARS的影像学研究[J].中华放射学杂志,2003,37(06): 485-486.

Ajlan AM, Ahyad RA, Jamjoom LG, et al. Middle East respiratory syndrome coronavirus (MERS-CoV) infection: Chest CT findings[J]. American Journal of Roentgenology, 2014, 203(4): 782-787.

Das KM, Lee EY, Al Jawder SE, et al. Acute Middle East respiratory syndrome coronavirus temporal lung changes observed on the chest radiographs of 55 patients[J]. American Journal of Roentgenology, 2015, 205(3): W267-S274.

Das KM, Lee EY, Enani MA, et al. CT correlation with outcomes in 15 patients with acute Middle East respiratory syndrome coronavirus[J]. American Journal of Roentgenology, 2015, 204(04): 736-742.

Gruden James F. CT in idiopathic pulmonary fibrosis: Diagnosis and beyond[J]. American Journal of Roentgenology, 2016: 2063.

Hosseiny M, Kooraki S, Gholamrezanezhad A, et al. Radiology perspective of coronavirus disease 2019 (COVID-19): Lessons from severe acute respiratory syndrome and Middle East respiratory syndrome[J]. American Journal of Roentgenology, 2020, 214(05): 1078-1082.

Koo HJ, Lim S, Choe J, et al. Radiographic and CT features of viral pneumonia[J]. Radiographics, 2018, 38(03): 719-739.

Lee N, Hui DS, Wu AH, et al. A major outbreak of severe acute respiratory syndrome in Hong Kong [J]. The New England Journal of Medicine, 2003, 348(20): 1986-1994.

Lin ZQ, Xu XQ, Zhang KB, et al. Chest X ray and CT findings of early H7N9 avian influenza cases [J]. Acta Radiologica, 2015, 56(05): 552-556.

Nassar MS, Bakhrebah MA, Meo SA, et al. Middle East respiratory syndrome coronavirus (MERS-CoV) infection: epidemiology, pathogenesis and clinical characteristics[J]. European Review for Medical and Pharmacological Sciences, 2018, 22(15): 4956-4961.

Nicolaou S, Alnakshabandi NA, Muller NL, et al. SARS: Imaging of severe acute respiratory syndrome[J]. American Journal of Roentgenology, 2003, 180(05): 1247-1249.

Poutanen SM, Low DE, Henry B, et al. Identification of severe acute respiratory syndrome in Canada [J]. The New England Journal of Medicine, 2003, 348(20): 1995-2005.

Syha R, Beck R, Hetzel J, et al. Human metapneumovirus (HMPV) associated pulmonary infections in immunocompromised adults — initial CT findings, disease course and comparison to respiratory-syncytial-virus (RSV) induced pulmonary infections[J]. European Journal of Radiology, 2012: 8112.

Tsang KW, Ho PL, Ooi GC, et al. A cluster of cases of severe acute respiratory syndrome in Hong

Kong［J］. The New England Journal of Medicine, 2003, 348(20): 1977–1985.

Turcu D, Dupa SC, Turcanu A, et al. A case of unilateral hyperlucency of the lung: A rare adult occurrence of Swyer-James-MacLeod syndrome［J］. Maedica, 2018: 132.

Wang Q, Zhang Z, Shi Y, et al. Emerging H7N9 influenza A (novel reassortant avian-origin) pneumonia: Radiologic findings［J］. Radiology, 2013, 268(03): 882–889.

Zumla A, Hui DS, Perlman S. Middle East respiratory syndrome［J］. Lancet, 2015, 386(9997): 995–1007.

附录

附录一 《新型冠状病毒肺炎诊疗方案（试行第七版）》①

2019年12月以来，湖北省武汉市出现了新型冠状病毒肺炎疫情，随着疫情的蔓延，我国其他地区及境外多个国家也相继发现了此类病例。该病作为急性呼吸道传染病已纳入《中华人民共和国传染病防治法》规定的乙类传染病，按甲类传染病管理。通过采取一系列预防控制和医疗救治措施，我国境内疫情上升的势头得到一定程度的遏制，大多数省份疫情缓解，但境外的发病人数呈上升态势。随着对疾病临床表现、病理认识的深入和诊疗经验的积累，为进一步加强对该病的早诊早治，提高治愈率，降低病亡率，最大可能避免医院感染，同时提醒注意境外输入性病例导致的传播和扩散，我们对《新型冠状病毒肺炎诊疗方案（试行第六版）》进行修订，形成了《新型冠状病毒肺炎诊疗方案（试行第七版）》。

一、病原学特点

新型冠状病毒属于β属的冠状病毒，有包膜，颗粒呈圆形或椭圆形，常为多形性，直径60-140 nm。其基因特征与SARS-CoV和MERS-CoV有明显区别。目前研究显示与蝙蝠SARS样冠状病毒（bat-SL-CoVZC45）同源性达85%以上。体外分离培养时，新型冠状病毒96个小时左右即可在人呼吸道上皮细胞内发现，而在Vero E6和Huh-7细胞系中分离培养需约6天。

对冠状病毒理化特性的认识多来自对SARS-CoV和MERS-CoV的研究。病毒对紫外线和热敏感，56℃30分钟、乙醚、75%乙醇、含氯消毒剂、过氧乙酸和氯仿等脂溶剂均可有效灭活病毒，氯己定不能有效灭活病毒。

---

① 资料来源：国家卫生健康委员会医政医管局.关于印发新型冠状病毒肺炎诊疗方案（试行第七版）的通知［EB/OL］. http://www.nhc.gov.cn/yzygj/s7653p/202003/46c9294a7dfe4cef80dc7f5912eb1989.shtml［2020-03-04］.

二、流行病学特点

（一）传染源。

目前所见传染源主要是新型冠状病毒感染的患者。无症状感染者也可能成为传染源。

（二）传播途径。

经呼吸道飞沫和密切接触传播是主要的传播途径。在相对封闭的环境中长时间暴露于高浓度气溶胶情况下存在经气溶胶传播的可能。由于在粪便及尿中可分离到新型冠状病毒，应注意粪便及尿对环境污染造成气溶胶或接触传播。

（三）易感人群。

人群普遍易感。

三、病理改变

根据目前有限的尸检和穿刺组织病理观察结果总结如下。

（一）肺脏。

肺脏呈不同程度的实变。

肺泡腔内见浆液、纤维蛋白性渗出物及透明膜形成；渗出细胞主要为单核和巨噬细胞，易见多核巨细胞。Ⅱ型肺泡上皮细胞显著增生，部分细胞脱落。Ⅱ型肺泡上皮细胞和巨噬细胞内可见包涵体。肺泡隔血管充血、水肿，可见单核和淋巴细胞浸润及血管内透明血栓形成。肺组织灶性出血、坏死，可出现出血性梗死。部分肺泡腔渗出物机化和肺间质纤维化。

肺内支气管黏膜部分上皮脱落，腔内可见黏液及黏液栓形成。少数肺泡过度充气、肺泡隔断裂或囊腔形成。

电镜下支气管黏膜上皮和Ⅱ型肺泡上皮细胞胞质内可见冠状病毒颗粒。免疫组化染色显示部分肺泡上皮和巨噬细胞呈新型冠状病毒抗原阳性，RT-PCR检测新型冠状病毒核酸阳性。

（二）脾脏、肺门淋巴结和骨髓。

脾脏明显缩小。淋巴细胞数量明显减少，灶性出血和坏死，脾脏内巨噬细胞增生并可见吞噬现象；淋巴结淋巴细胞数量较少，可见坏死。免疫组化染色显示脾脏和淋巴结内CD4+ T和CD8+ T细胞均减少。骨髓三系细胞数量减少。

（三）心脏和血管。

心肌细胞可见变性、坏死，间质内可见少数单核细胞、淋巴细胞和（或）中性粒细胞浸润。部分血管内皮脱落、内膜炎症及血栓形成。

（四）肝脏和胆囊。

体积增大，暗红色。肝细胞变性、灶性坏死伴中性粒细胞浸润；肝血窦充血，汇管区见淋巴细胞和单核细胞细胞浸润,微血栓形成。胆囊高度充盈。

（五）肾脏。

肾小球球囊腔内见蛋白性渗出物,肾小管上皮变性、脱落,可见透明管型。间质充血,可见微血栓和灶性纤维化。

（六）其他器官。

脑组织充血、水肿,部分神经元变性。肾上腺见灶性坏死。食管、胃和肠管黏膜上皮不同程度变性、坏死、脱落。

四、临床特点

（一）临床表现。

基于目前的流行病学调查,潜伏期1-14天,多为3-7天。

以发热、干咳、乏力为主要表现。少数患者伴有鼻塞、流涕、咽痛、肌痛和腹泻等症状。重症患者多在发病一周后出现呼吸困难和/或低氧血症,严重者可快速进展为急性呼吸窘迫综合征、脓毒症休克、难以纠正的代谢性酸中毒和出凝血功能障碍及多器官功能衰竭等。值得注意的是重型、危重型患者病程中可为中低热,甚至无明显发热。

部分儿童及新生儿病例症状可不典型,表现为呕吐、腹泻等消化道症状或仅表现为精神弱、呼吸急促。

轻型患者仅表现为低热、轻微乏力等,无肺炎表现。

从目前收治的病例情况看,多数患者预后良好,少数患者病情危重。老年人和有慢性基础疾病者预后较差。患有新型冠状病毒肺炎的孕产妇临床过程与同龄患者相近。儿童病例症状相对较轻。

（二）实验室检查。

1. 一般检查

发病早期外周血白细胞总数正常或减少,可见淋巴细胞计数减少,部分患者可出现肝酶、乳酸脱氢酶（LDH）、肌酶和肌红蛋白增高;部分危重者可见肌钙蛋白增高。多数患者C反应蛋白（CRP）和血沉升高,降钙素原正常。严重者D-二聚体升高、外周血淋巴细胞进行性减少。重型、危重型患者常有炎症因子升高。

2. 病原学及血清学检查

（1）病原学检查:采用RT-PCR或/和NGS方法在鼻咽拭子、痰和其他下呼吸道分泌物、血液、粪便等标本中可检测出新型冠状病毒核酸。检测下呼吸道标本（痰或气道抽取物）更加准确。标本采集后尽快送检。

（2）血清学检查:新型冠状病毒特异性IgM抗体多在发病3-5天后开始出现阳性,IgG抗体滴度恢复期较急性期有4倍及以上增高。

（三）胸部影像学。

早期呈现多发小斑片影及间质改变,以肺外带明显。进而发展为双肺多发磨玻璃影、浸润影,严重者可出现肺实变,胸腔积液少见。

五、诊断标准

(一)疑似病例。

结合下述流行病学史和临床表现综合分析:

1. 流行病学史

(1)发病前14天内有武汉市及周边地区,或其他有病例报告社区的旅行史或居住史;

(2)发病前14天内与新型冠状病毒感染者(核酸检测阳性者)有接触史;

(3)发病前14天内曾接触过来自武汉市及周边地区,或来自有病例报告社区的发热或有呼吸道症状的患者;

(4)聚集性发病(2周内在小范围如家庭、办公室、学校班级等场所,出现2例及以上发热和/或呼吸道症状的病例)。

2. 临床表现

(1)发热和/或呼吸道症状;

(2)具有上述新型冠状病毒肺炎影像学特征;

(3)发病早期白细胞总数正常或降低,淋巴细胞计数正常或减少。

有流行病学史中的任何一条,且符合临床表现中任意2条。无明确流行病学史的,符合临床表现中的3条。

(二)确诊病例。

疑似病例同时具备以下病原学或血清学证据之一者:

1. 实时荧光RT-PCR检测新型冠状病毒核酸阳性;

2. 病毒基因测序,与已知的新型冠状病毒高度同源;

3. 血清新型冠状病毒特异性IgM抗体和IgG抗体阳性;血清新型冠状病毒特异性IgG抗体由阴性转为阳性或恢复期较急性期4倍及以上升高。

六、临床分型

(一)轻型。

临床症状轻微,影像学未见肺炎表现。

(二)普通型。

具有发热、呼吸道等症状,影像学可见肺炎表现。

(三)重型。

成人符合下列任何一条:

1. 出现气促,RR ≥ 30次/分;

2. 静息状态下,指氧饱和度 ≤ 93%;

3. 动脉血氧分压(PaO$_2$)/吸氧浓度(FiO$_2$) ≤ 300 mmHg(1 mmHg = 0.133 kPa)。

高海拔(海拔超过1 000米)地区应根据以下公式对 PaO$_2$/FiO$_2$进行校正:PaO$_2$/FiO$_2$ × [大气压(mmHg)/760]。

肺部影像学显示24-48小时内病灶明显进展>50%者按重型管理。

儿童符合下列任何一条:

1. 出现气促(<2月龄,RR ≥ 60次/分;2~12月龄,RR ≥ 50次/分;1~5岁,RR ≥ 40次/分;>5岁,RR ≥ 30次/分),除外发热和哭闹的影响;

2. 静息状态下,指氧饱和度 ≤ 92%;

3. 辅助呼吸(呻吟、鼻翼扇动、三凹征),发绀,间歇性呼吸暂停;

4. 出现嗜睡、惊厥;

5. 拒食或喂养困难,有脱水征。

(四)危重型。

符合以下情况之一者:

1. 出现呼吸衰竭,且需要机械通气;

2. 出现休克;

3. 合并其他器官功能衰竭需ICU监护治疗。

七、重型、危重型临床预警指标

(一)成人。

1. 外周血淋巴细胞进行性下降;

2. 外周血炎症因子如IL-6、C反应蛋白进行性上升;

3. 乳酸进行性升高;

4. 肺内病变在短期内迅速进展。

(二)儿童。

1. 呼吸频率增快;

2. 精神反应差、嗜睡;

3. 乳酸进行性升高;

4. 影像学显示双侧或多肺叶浸润、胸腔积液或短期内病变快速进展;

5. 3月龄以下的婴儿或有基础疾病(先天性心脏病、支气管肺发育不良、呼吸道畸形、异常血红蛋白、重度营养不良等),有免疫缺陷或低下(长期使用免疫抑制剂)。

八、鉴别诊断

(一)新型冠状病毒感染轻型表现需与其他病毒引起的上呼吸道感染相鉴别。

（二）新型冠状病毒肺炎主要与流感病毒、腺病毒、呼吸道合胞病毒等其他已知病毒性肺炎及肺炎支原体感染鉴别，尤其是对疑似病例要尽可能采取包括快速抗原检测和多重PCR核酸检测等方法，对常见呼吸道病原体进行检测。

（三）还要与非感染性疾病，如血管炎、皮肌炎和机化性肺炎等鉴别。

九、病例的发现与报告

各级各类医疗机构的医务人员发现符合病例定义的疑似病例后，应当立即进行单人间隔离治疗，院内专家会诊或主诊医师会诊，仍考虑疑似病例，在2小时内进行网络直报，并采集标本进行新型冠状病毒核酸检测，同时在确保转运安全前提下立即将疑似病例转运至定点医院。与新型冠状病毒感染者有密切接触的患者，即便常见呼吸道病原检测阳性，也建议及时进行新型冠状病毒病原学检测。

疑似病例连续两次新型冠状病毒核酸检测阴性（采样时间至少间隔24小时）且发病7天后新型冠状病毒特异性抗体IgM和IgG仍为阴性可排除疑似病例诊断。

十、治疗

（一）根据病情确定治疗场所。

1. 疑似及确诊病例应在具备有效隔离条件和防护条件的定点医院隔离治疗，疑似病例应单人单间隔离治疗，确诊病例可多人收治在同一病室。

2. 危重型病例应当尽早收入ICU治疗。

（二）一般治疗。

1. 卧床休息，加强支持治疗，保证充分热量；注意水、电解质平衡，维持内环境稳定；密切监测生命体征、指氧饱和度等。

2. 根据病情监测血常规、尿常规、CRP、生化指标（肝酶、心肌酶、肾功能等）、凝血功能、动脉血气分析、胸部影像学等。有条件者可行细胞因子检测。

3. 及时给予有效氧疗措施，包括鼻导管、面罩给氧和经鼻高流量氧疗。有条件可采用氢氧混合吸入气（H_2 / O_2: 66.6%/33.3%）治疗。

4. 抗病毒治疗：可试用α-干扰素（成人每次500万U或相当剂量，加入灭菌注射用水2 ml，每日2次雾化吸入）、洛匹那韦/利托那韦（成人200 mg/50 mg/粒，每次2粒，每日2次，疗程不超过10天）、利巴韦林（建议与干扰素或洛匹那韦/利托那韦联合应用，成人500 mg/次，每日2至3次静脉输注，疗程不超过10天）、磷酸氯喹（18岁-65岁成人。体重大于50公斤者，每次500 mg、每日2次，疗程7天；体重小于50公斤者，第一、二天每次500 mg、每日2次，第三至第七天每次500 mg、每日1次）、阿比多尔（成人200 mg，每日3次，疗程不超过10天）。要注意上述药物的不良反应、禁忌症（如患有心脏疾病者禁用氯喹）以及与其他药物的相互作用等问题。在临床应用中进一步评价目前所试用药物的疗效。不建议同时应用3种及以上抗病毒药物，出现不可耐受的毒副作用时应停止使用相关药物。对孕产妇患者的治疗应考虑妊娠周数，尽可能选择对胎儿影响较小的药物，以及是否终止妊娠后再进行治疗等问题，并知情告知。

5. 抗菌药物治疗：避免盲目或不恰当使用抗菌药物，尤其是联合使用广谱抗菌药物。

（三）重型、危重型病例的治疗。

1. 治疗原则：在对症治疗的基础上，积极防治并发症，治疗基础疾病，预防继发感染，及时进行器官功能支持。

2. 呼吸支持：

（1）氧疗：重型患者应当接受鼻导管或面罩吸氧，并及时评估呼吸窘迫和/或低氧血症是否缓解。

（2）高流量鼻导管氧疗或无创机械通气：当患者接受标准氧疗后呼吸窘迫和/或低氧血症无法缓解时，可考虑使用高流量鼻导管氧疗或无创通气。若短时间（1-2小时）内病情无改善甚至恶化，应当及时进行气管插管和有创机械通气。

（3）有创机械通气：采用肺保护性通气策略，即小潮气量（6-8 mL/kg理想体重）和低水平气道平台压力（≤ 30 cmH$_2$O）进行机械通气，以减少呼吸机相关肺损伤。在保证气道平台压 ≤ 35 cmH$_2$O时，可适当采用高PEEP，保持气道温化湿化，避免长时间镇静，早期唤醒患者并进行肺康复治疗。较多患者存在人机不同步，应当及时使用镇静以及肌松剂。根据气道分泌物情况，选择密闭式吸痰，必要时行支气管镜检查采取相应治疗。

（4）挽救治疗：对于严重ARDS患者，建议进行肺复张。在人力资源充足的情况下，每天应当进行12小时以上的俯卧位通气。俯卧位机械通气效果不佳者，如条件允许，应当尽快考虑体外膜肺氧合（ECMO）。其相关指征：① 在FiO$_2$ > 90%时，氧合指数小于80 mmHg，持续3-4小时以上；② 气道平台压 ≥ 35 cmH$_2$O。单纯呼吸衰竭患者，首选VV-ECMO模式；若需要循环支持，则选用VA-ECMO模式。在基础疾病得以控制，心肺功能有恢复迹象时，可开始撤机试验。

3. 循环支持：在充分液体复苏的基础上，改善微循环，使用血管活性药物，密切监测患者血压、心率和尿量的变化，以及动脉血气分析中乳酸和碱剩余，必要时进行无创或有创血流动力学监测，如超声多普勒法、超声心动图、有创血压或持续心排血量（PiCCO）监测。在救治过程中，注意液体平衡策略，避免过量和不足。

如果发现患者心率突发增加大于基础值的20%或血压下降大约基础值20%以上时，若伴有皮肤灌注不良和尿量减少等表现时，应密切观察患者是否存在脓毒症休克、消化道出血或心功能衰竭等情况。

4. 肾功能衰竭和肾替代治疗：危重症患者的肾功能损伤应积极寻找导致肾

功能损伤的原因,如低灌注和药物等因素。对于肾功能衰竭患者的治疗应注重体液平衡、酸碱平衡和电解质平衡,在营养支持治疗方面应注意氮平衡、热量和微量元素等补充。重症患者可选择连续性肾替代治疗(continuous renal replacement therapy, CRRT)。其指征包括:① 高钾血症;② 酸中毒;③ 肺水肿或水负荷过重;④ 多器官功能不全时的液体管理。

5. 康复者血浆治疗:适用于病情进展较快、重型和危重型患者。用法用量参考《新冠肺炎康复者恢复期血浆临床治疗方案(试行第二版)》。

6. 血液净化治疗:血液净化系统包括血浆置换、吸附、灌流、血液/血浆滤过等,能清除炎症因子,阻断"细胞因子风暴",从而减轻炎症反应对机体的损伤,可用于重型、危重型患者细胞因子风暴早中期的救治。

7. 免疫治疗:对于双肺广泛病变者及重型患者,且实验室检测IL-6水平升高者,可试用托珠单抗治疗。首次剂量4~8 mg/kg,推荐剂量为400 mg、0.9%生理盐水稀释至100 ml,输注时间大于1小时;首次用药疗效不佳者,可在12小时后追加应用一次(剂量同前),累计给药次数最多为2次,单次最大剂量不超过800 mg。注意过敏反应,有结核等活动性感染者禁用。

8. 其他治疗措施

对于氧合指标进行性恶化、影像学进展迅速、机体炎症反应过度激活状态的患者,酌情短期内(3~5日)使用糖皮质激素,建议剂量不超过相当于甲泼尼龙1~2 mg/kg/日,应当注意较大剂量糖皮质激素由于免疫抑制作用,会延缓对冠状病毒的清除;可静脉给予血必净100 ml/次,每日2次治疗;可使用肠道微生态调节剂,维持肠道微生态平衡,预防继发细菌感染。

儿童重型、危重型病例可酌情考虑给予静脉滴注丙种球蛋白。

患有重型或危重型新型冠状病毒肺炎的孕妇应积极终止妊娠,剖腹产为首选。

患者常存在焦虑恐惧情绪,应当加强心理疏导。

(四)中医治疗。

本病属于中医"疫"病范畴,病因为感受"疫戾"之气,各地可根据病情、当地气候特点以及不同体质等情况,参照下列方案进行辨证论治。涉及到超药典剂量,应当在医师指导下使用。

1. 医学观察期

临床表现1:乏力伴胃肠不适

推荐中成药:藿香正气胶囊(丸、水、口服液)

临床表现2:乏力伴发热

推荐中成药:金花清感颗粒、连花清瘟胶囊(颗粒)、疏风解毒胶囊(颗粒)

2. 临床治疗期(确诊病例)

2.1 清肺排毒汤

适用范围:结合多地医生临床观察,适用于轻型、普通型、重型患者,在危重型患者救治中可结合患者实际情况合理使用。

基础方剂：麻黄9g、炙甘草6g、杏仁9g、生石膏15～30g（先煎）、桂枝9g、泽泻9g、猪苓9g、白术9g、茯苓15g、柴胡16g、黄芩6g、姜半夏9g、生姜9g、紫菀9g、冬花9g、射干9g、细辛6g、山药12g、枳实6g、陈皮6g、藿香9g。

服法：传统中药饮片，水煎服。每天一付，早晚各一次（饭后四十分钟），温服，三付一个疗程。

如有条件，每次服完药可加服大米汤半碗，舌干津液亏虚者可多服至一碗。（注：如患者不发热则生石膏的用量要小，发热或壮热可加大生石膏用量）。若症状好转而未痊愈则服用第二个疗程，若患者有特殊情况或其他基础病，第二疗程可以根据实际情况修改处方，症状消失则停药。

处方来源：国家卫生健康委办公厅　国家中医药管理局办公室《关于推荐在中西医结合救治新型冠状病毒感染的肺炎中使用"清肺排毒汤"的通知》（国中医药办医政函〔2020〕22号）。

2.2　轻型

（1）寒湿郁肺证

临床表现：发热，乏力，周身酸痛，咳嗽，咯痰，胸紧憋气，纳呆，恶心，呕吐，大便粘腻不爽。舌质淡胖齿痕或淡红，苔白厚腐腻或白腻，脉濡或滑。

推荐处方：生麻黄6g、生石膏15g、杏仁9g、羌活15g、葶苈子15g、贯众9g、地龙15g、徐长卿15g、藿香15g、佩兰9g、苍术15g、云苓45g、生白术30g、焦三仙各9g、厚朴15g、焦槟榔9g、煨草果9g、生姜15g。

服法：每日1剂，水煎600ml，分3次服用，早中晚各1次，饭前服用。

（2）湿热蕴肺证

临床表现：低热或不发热，微恶寒，乏力，头身困重，肌肉酸痛，干咳痰少，咽痛，口干不欲多饮，或伴有胸闷脘痞，无汗或汗出不畅，或见呕恶纳呆，便溏或大便粘滞不爽。舌淡红，苔白厚腻或薄黄，脉滑数或濡。

推荐处方：槟榔10g、草果10g、厚朴10g、知母10g、黄芩10g、柴胡10g、赤芍10g、连翘15g、青蒿10g（后下）、苍术10g、大青叶10g、生甘草5g。

服法：每日1剂，水煎400ml，分2次服用，早晚各1次。

2.3　普通型

（1）湿毒郁肺证

临床表现：发热，咳嗽痰少，或有黄痰，憋闷气促，腹胀，便秘不畅。舌质暗红，舌体胖，苔黄腻或黄燥，脉滑数或弦滑。

推荐处方：生麻黄6g、苦杏仁15g、生石膏30g、生薏苡仁30g、茅苍术10g、广藿香15g、青蒿草12g、虎杖20g、马鞭草30g、干芦根30g、葶苈子15g、化橘红15g、生甘草10g。

服法：每日1剂，水煎400ml，分2次服用，早晚各1次。

（2）寒湿阻肺证

临床表现：低热，身热不扬，或未热，干咳，少痰，倦怠乏力，胸闷，脘痞，或呕恶，便溏。舌质淡或淡红，苔白或白腻，脉濡。

推荐处方：苍术15 g、陈皮10 g、厚朴10 g、藿香10 g、草果6 g、生麻黄6 g、羌活10 g、生姜10 g、槟榔10 g。

服法：每日1剂，水煎400 ml，分2次服用，早晚各1次。

2.4 重型

（1）疫毒闭肺证

临床表现：发热面红，咳嗽，痰黄粘少，或痰中带血，喘憋气促，疲乏倦怠，口干苦粘，恶心不食，大便不畅，小便短赤。舌红，苔黄腻，脉滑数。

推荐处方：化湿败毒方

基础方剂：生麻黄6 g、杏仁9 g、生石膏15 g、甘草3 g、藿香10 g（后下）、厚朴10 g、苍术15 g、草果10 g、法半夏9 g、茯苓15 g、生大黄5 g（后下）、生黄芪10 g、葶苈子10 g、赤芍10 g。

服法：每日1～2剂，水煎服，每次100 ml～200 ml，一日2～4次，口服或鼻饲。

（2）气营两燔证

临床表现：大热烦渴，喘憋气促，谵语神昏，视物错瞀，或发斑疹，或吐血、衄血，或四肢抽搐。舌绛少苔或无苔，脉沉细数，或浮大而数。

推荐处方：生石膏30～60 g（先煎）、知母30 g、生地30～60 g、水牛角30 g（先煎）、赤芍30 g、玄参30 g、连翘15 g、丹皮15 g、黄连6 g、竹叶12 g、葶苈子15 g、生甘草6 g。

服法：每日1剂，水煎服，先煎石膏、水牛角后下诸药，每次100 ml～200 ml，每日2～4次，口服或鼻饲。

推荐中成药：喜炎平注射液、血必净注射液、热毒宁注射液、痰热清注射液、醒脑静注射液。功效相近的药物根据个体情况可选择一种，也可根据临床症状联合使用两种。中药注射剂可与中药汤剂联合使用。

2.5 危重型

内闭外脱证

临床表现：呼吸困难、动辄气喘或需要机械通气，伴神昏，烦躁，汗出肢冷，舌质紫暗，苔厚腻或燥，脉浮大无根。

推荐处方：人参15 g、黑顺片10 g（先煎）、山茱萸15 g，送服苏合香丸或安宫牛黄丸。

出现机械通气伴腹胀便秘或大便不畅者，可用生大黄5～10 g。出现人机不同步情况，在镇静和肌松剂使用的情况下，可用生大黄5～10 g和芒硝5～10 g。

推荐中成药：血必净注射液、热毒宁注射液、痰热清注射液、醒脑静注射液、参附注射液、生脉注射液、参麦注射液。功效相近的药物根据个体情况可选择一种，也可根据临床症状联合使用两种。中药注射剂可与中药汤剂联合使用。

注：重型和危重型中药注射剂推荐用法

中药注射剂的使用遵照药品说明书从小剂量开始、逐步辨证调整的原则，推荐用法如下：

病毒感染或合并轻度细菌感染：0.9%氯化钠注射液250 ml加喜炎平注射液100 mg bid，或0.9%氯化钠注射液250 ml加热毒宁注射液20 ml，或0.9%氯化钠注射液250 ml加痰热清注射液40 ml bid。

高热伴意识障碍：0.9%氯化钠注射液250 ml加醒脑静注射液20 ml bid。

全身炎症反应综合征或/和多脏器功能衰竭：0.9%氯化钠注射液250 ml加血必净注射液100 ml bid。

免疫抑制：葡萄糖注射液250 ml加参麦注射液100 ml或生脉注射液20～60 ml bid。

2.6 恢复期

（1）肺脾气虚证

临床表现：气短，倦怠乏力，纳差呕恶，痞满，大便无力，便溏不爽。舌淡胖，苔白腻。

推荐处方：法半夏9 g、陈皮10 g、党参15 g、炙黄芪30 g、炒白术10 g、茯苓15 g、藿香10 g、砂仁6 g（后下）、甘草6 g。

服法：每日1剂，水煎400 ml，分2次服用，早晚各1次。

（2）气阴两虚证

临床表现：乏力，气短，口干，口渴，心悸，汗多，纳差，低热或不热，干咳少痰。舌干少津，脉细或虚无力。

推荐处方：南北沙参各10 g、麦冬15 g、西洋参6 g，五味子6 g、生石膏15 g、淡竹叶10 g、桑叶10 g、芦根15 g、丹参15 g、生甘草6 g。

服法：每日1剂，水煎400 ml，分2次服用，早晚各1次。

十一、出院标准和出院后注意事项

（一）出院标准。

1. 体温恢复正常3天以上；

2. 呼吸道症状明显好转；

3. 肺部影像学显示急性渗出性病变明显改善；

4. 连续两次痰、鼻咽拭子等呼吸道标本核酸检测阴性（采样时间至少间隔24小时）。

满足以上条件者可出院。

（二）出院后注意事项。

1. 定点医院要做好与患者居住地基层医疗机构间的联系，共享病历资料，及时将出院患者信息推送至患者辖区或居住地居委会和基层医疗卫生机构。

2.患者出院后,建议应继续进行14天的隔离管理和健康状况监测,佩戴口罩,有条件的居住在通风良好的单人房间,减少与家人的近距离密切接触,分餐饮食,做好手卫生,避免外出活动。

3.建议在出院后第2周和第4周到医院随访、复诊。

十二、转运原则

按照国家卫生健康委印发的《新型冠状病毒感染的肺炎病例转运工作方案(试行)》执行。

十三、医疗机构内感染预防与控制

严格按照国家卫生健康委《医疗机构内新型冠状病毒感染预防与控制技术指南(第一版)》《新型冠状病毒感染的肺炎防护中常见医用防护用品使用范围指引(试行)》的要求执行。

附录二 《新型冠状病毒肺炎诊疗方案(试行第七版)》解读①

2020年3月3日国家卫生健康委员会发布了《新型冠状病毒肺炎诊疗方案(试行第七版)》(以下简称"第七版"),现解读如下。

一、前言

在前言部分,增加"通过采取一系列预防控制和医疗救治措施,我国境内疫情上升的势头得到一定程度的遏制,大多数省份疫情缓解,但境外的发病人数则呈上升态势。"

"随着对疾病临床表现、病理认识的深入和诊疗经验的积累,为进一步加强对该病的早诊早治,提高治愈率,降低病亡率,最大可能避免医院感染,同时也要注意境外输入性病例导致的传播和扩散。"

---

① 资料来源:国家卫生健康委员会医政医管局.《新型冠状病毒肺炎诊疗方案(试行第七版)》解读[EB/OL].http://www.nhc.gov.cn/yzygj/s7652m/202003/a31191442e29474b98bfed5579d5af95.shtml[2020-03-04].

二、传播途径

增加"由于在粪便及尿中可分离到新型冠状病毒,应注意粪便及尿对环境污染造成气溶胶或接触传播。"

三、增加"病理改变"

按照大体观、镜下观分别对"肺脏、脾脏及肺门淋巴结、心脏和血管、肝脏和胆囊、肾脏、脑组织、肾上腺、食管、胃和肠管等器官"进行描述。以肺脏和免疫系统损害为主。其他脏器因基础病不同而不同,多为继发性损害。

四、临床表现

(一)增加对孕产妇和儿童的临床表现描述。

如"孕产妇临床过程与同龄患者接近。""部分儿童及新生儿病例症状可不典型,表现为呕吐、腹泻等消化道症状或仅表现为精神弱、呼吸急促。"

(二)病原学检测。

删除"为提高核酸检测阳性率,建议尽可能留取痰液,实施气管插管患者采集下呼吸道分泌物",增加"采用RT-PCR或/和NGS方法"进行核酸检测,同时强调"检测下呼吸道标本(痰或气道抽取物)更加准确。"

(三)增加血清学检测。

新型冠状病毒特异性IgM抗体多在发病3-5天后阳性,IgG抗体滴度恢复期较急性期有4倍及以上增高。

五、诊断标准

(一)对流行病学史中的"聚集性发病"做出解释,即"2周内在小范围如家庭、办公室、学校班级等场所,出现2例及以上发热和/或呼吸道症状的病例。"

(二)临床表现中的"淋巴细胞计数减少"修改为"淋巴细胞计数正常或减少"。

(三)确诊病例在原有核酸检测和测序基础上增加"血清学检测"作为依据,即"新型冠状病毒特异性IgM抗体和IgG阳性"或"新型冠状病毒特异性IGG抗体由阴性转为阳性或恢复期较急性期4倍及以上升高"也可确诊。

六、临床分型

仍分为"轻型、普通型、重型和危重型"。

重型按照"成人"和"儿童"分别定义。

成人的重型标准没有变化，增加儿童重型标准：

1. 出现气促（＜2月龄，RR≥60次/分；2～12月龄，RR≥50次/分；1～5岁，RR≥40次/分；＞5岁，RR≥30次/分），除外发热和哭闹的影响；

2. 静息状态下氧饱和度≤92%；

3. 辅助呼吸（呻吟、鼻翼扇动、三凹征），发绀，间歇性呼吸暂停；

4. 出现嗜睡、惊厥；

5. 拒食或喂养困难，有脱水征。

七、按照成人和儿童分别增加"重型、危重型临床预警指标"

（一）成人

1. 外周血淋巴细胞进行性下降；

2. 外周血炎症因子如IL-6、C-反应蛋白进行性上升；

3. 乳酸进行性升高；

4. 肺内病变在短期内迅速进展。

（二）儿童

1. 呼吸频率增快；

2. 精神反应差、嗜睡；

3. 乳酸进行性升高；

4. 影像学显示双侧或多肺叶浸润、胸腔积液或短期内病变快速进展者；

5. 3月龄以下的婴儿或有基础疾病（先天性心脏病、支气管肺发育不良、呼吸道畸形、异常血红蛋白、重度营养不良等）、有免疫缺陷或低下（长期使用免疫抑制剂）者。

八、增加疑似病例排除标准

疑似病例排除需满足：连续两次新型冠状病毒核酸检测阴性（采样时间至少间隔24小时），且发病7天后新型冠状病毒特异性抗体IgM和IgG仍为阴性。

九、治疗

（一）一般治疗中的氧疗措施，增加"有条件可采用氢氧混合吸入气（H_2/O_2：66.6%/33.3%）治疗。"

（二）抗病毒治疗。

删除"洛匹那韦/利托那韦相关腹泻、恶心、呕吐、肝功能损害等不良反应"，改为"要注意上述药物的不良反应、禁忌症以及与其他药物的相互作用等问题。"增加"对孕产妇患者的治疗应考虑妊娠周数,尽可能选择对胎儿影响较小的药物,以及是否终止妊娠后再进行治疗的问题,并知情告知。"

（三）重型、危重型病例的治疗。

1. 根据病理气道内可见黏液及黏液栓形成,为改善通气,有创机械通气增加"根据气道分泌物情况,选择密闭式吸痰,必要时行支气管镜检查采取相应治疗。"

2. 增加"体外膜肺氧合（ECMO）相关指征"：① 在$FIO_2 > 90\%$时,氧合指数小于80 mmHg,持续3-4小时以上；② 气道平台压$\geq 35\ cmH_2O$。

3. 循环支持调强调"进行无创或有创血流动力学监测,在救治过程中,注意液体平衡策略,避免过量和不足。"

4. 增加"肾功能衰竭和肾替代治疗"：除了查找肾功能损伤的原因外,对于肾功能衰竭的重症患者可选择连续性肾替代治疗（CRRT）,同时给出治疗指征。

5. 对重型、危重型患者存在细胞因子风暴的,为清除炎症因子,阻断"细胞因子风暴",增加"血液净化治疗"。

6. 增加"托珠单抗"用于免疫治疗：适应证为"双肺广泛病变者及重型患者,且实验室检测IL-6水平升高者"。给出了具体用法、用量,要注意过敏反应,有结核等活动性感染者禁用。

7. 其他治疗措施中增加"儿童重型、危重型病例可酌情考虑使用静脉滴注丙种球蛋白。妊娠合并重型或危重型患者应积极终止妊娠,剖腹产为首选。"

（四）中医治疗增加了危重型出现机械通气伴腹胀便秘或大便不畅,以及人机不同步情况下的中药使用。

十、"解除隔离标准"改为"出院标准"

（一）出院标准仍为4条,前3条没变。第4条增加"痰、鼻咽拭子等"呼吸道标本核酸检测连续两次阴性,采样时间至少"间隔1天",改为"至少间隔24小时"。

（二）出院后注意事项。鉴于有少数出院患者出现核酸检测复检阳性的问题,为加强对出院患者的健康管理和隔离,将"应继续进行14天自我健康状况监测"改为"应继续进行14天的隔离管理和健康状况监测",同时要求佩戴口罩,有条件的居住在通风良好的单人房间,减少与家人的近距离密切接触,分餐饮食,做好手卫生,避免外出活动。